Heilung ist ein Raum

Peter Bourquin

Heilung ist ein Raum

Über die Kunst der Psychotherapie

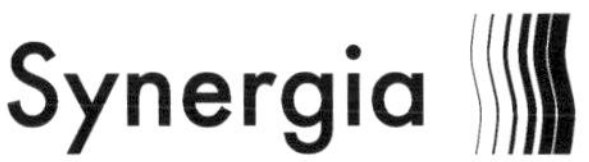

Nachdruck 2024
Erschienen im Synergia Verlag, Alle, JU/ CH
eine Marke der Sentovision GmbH
www.synergia-verlag.ch

Umschlaggestaltung, Gestaltung und Satz: FontFront.com, Roßdorf
Titel der Originalausgabe: EL ARTE DE LA TERAPIA
Titelbild: Paul Klee: polyphon gefasstes Weiss

Vertrieb durch Synergia Auslieferung
www.synergia-auslieferung.de

Printed in EU
ISBN-13: 978-3-939272-56-4

Bibliografische Information der Deutschen Nationalbibliothek
Die Deutsche Nationalbibliothek verzeichnet diese Publikation in der deutschen Nationalbibliografie; detaillierte bibliografische Daten sind im Internet unter http://dnb.de abrufbar.

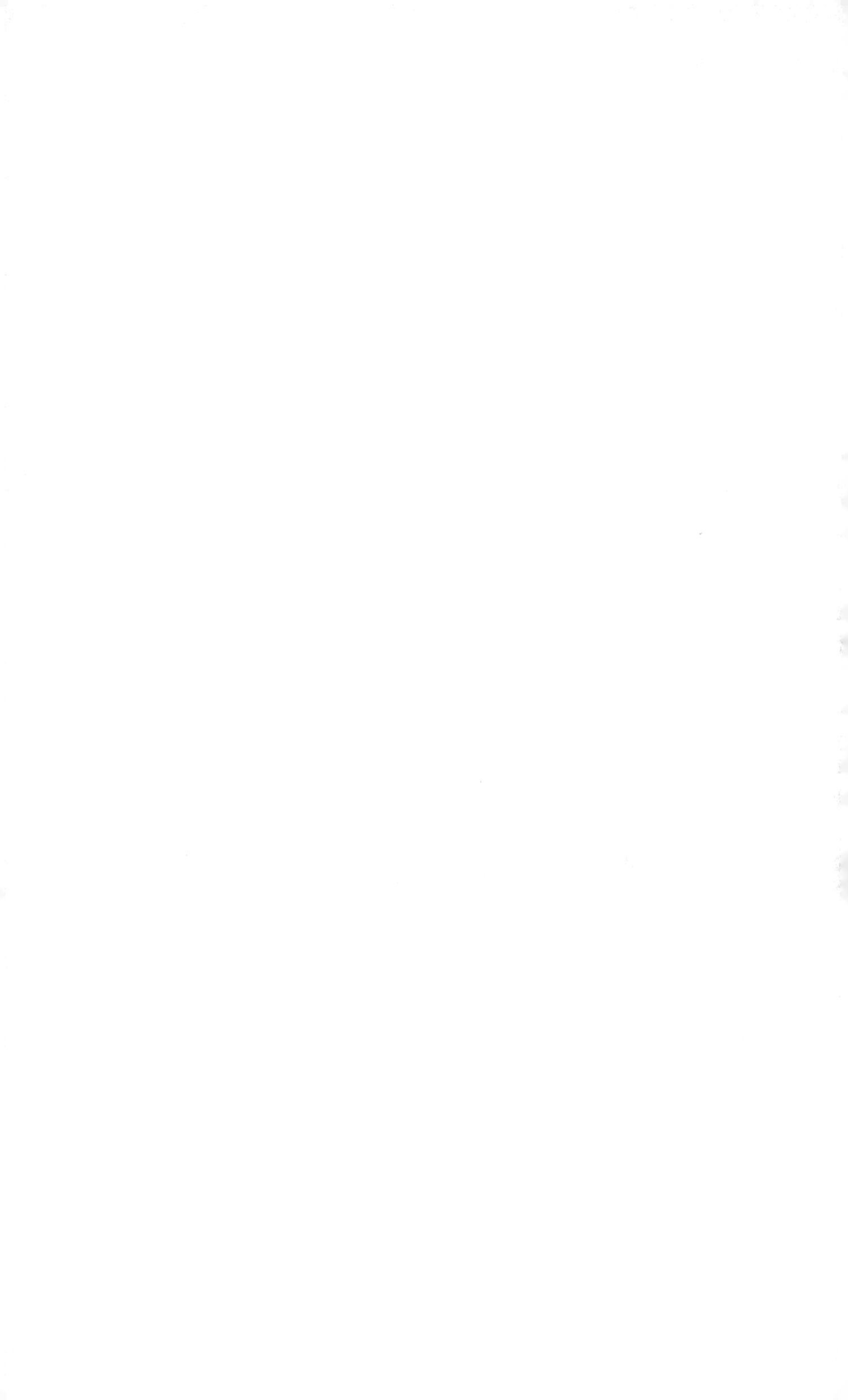

INHALTSVERZEICHNIS

„Ich widme dieses Buch in Dankbarkeit all den Menschen, mit denen ich zusammentreffen und arbeiten durfte. Ihre persönlichen Geschichten mit all ihrem Schmerz und ihrer Liebe haben mich viel über das Menschsein und das Leben gelehrt."

Peter Bourquin

EINFÜHRUNG

Dieses Buch handelt von der Heilung. Wo es um Heilung geht, gibt es eine Wunde, ein Problem, eine innere Verengung oder eine Verwirrung. Und natürlich auch jemanden, der verletzt ist. Viele Menschen suchen Heilung von alten Wunden, die ihnen meist in ihrer Kindheit und Jugend zugebracht wurden, und die immer noch schmerzen und einen begrenzenden Einfluss auf ihr gegenwärtiges Leben haben. Dann gibt es auch Probleme, die nicht auf einer Wunde beruhen, sondern bei denen es um ein Wachsen geht, um sich einer neuen Situation anzupassen. In diesem Fall kommt der Betreffende mit seiner gegenwärtigen Situation nicht zurecht, die ihn unter Leidensdruck setzt. Es gilt für ihn, etwas dazuzulernen und sich zu weiten. Darüber hinaus gibt es bei zahlreichen Menschen einen inneren Zustand der Verwirrung und der Vereinsamung, der der heutigen westlichen Gesellschaft eigen ist und im Grunde ein überpersönliches Problem darstellt. Sie suchen Orientierung und eine Erfahrung, die ihre innere Isolation transzendiert.

So haben wir den Menschen mit seinen Wunden und Problemen und seinem Wunsch nach Heilung. In der heutigen Zeit gibt es dafür den Psychotherapeuten, dessen Aufgabe es ist, Heilung herbeizuführen. Was heutzutage ein Therapeut tut, war seit Jahrtausenden und bis in die jüngste Zeit hinein die Funktion der Seelsorger, Schamanen und Heiler innerhalb einer Gesellschaft. Erst im letzten Jahrhundert entstand, ausgehend von Sigmund Freud und der von ihm entwickelten Psychoanalyse, ein neuer Berufsstand. So sind die Psychologen und Psychotherapeuten die Heiler und Seelsorger von heute. Dank hundertjähriger Forschung und Erfahrung gibt es heutzutage umfangreiche Kenntnisse über die menschliche Psyche und ihre Entwicklung, wir haben vieles erkannt und dazugelernt. Auch wenn die menschliche Landkarte noch immer manche blinde Flecken aufweist, so ist das versammelte Wissen in den verschiedenen Zweigen der Psychologie und den alternativen Heilmethoden doch beeindruckend. Doch manchmal sieht man den Wald vor lauter Bäumen nicht, und so kommt es, dass über all dieses Wissen die grundlegende Frage aus dem Blick gerät: **wie geschieht eigentlich Heilung?**

Mir ist bewusst, dass die Menschen in ihrem Leben auf vielerlei Weise Heilung erfahren, und das nur ein kleinerer Teil davon in einem therapeutischen Rahmen geschieht. Dieses Buch setzt sich vor allem mit der therapeutischen Sicht von Heilung auseinander. Es ist meine persönliche Antwort auf die obige Frage. Sein erster Teil richtet sich vor allem an beginnende Therapeuten, während im weiteren Fortgang des Buches die Betrachtungen über die Kunst der Therapie gerade auch für „alte Hasen" von Interesse sein dürfte.

Ich selber arbeite hauptsächlich mit dem Familienstellen als therapeutische Methode, habe hunderte von Wochenendseminaren gegeben, biete daneben aber auch Einzeltherapie an, da mich auch die therapeutische Begleitung über einen längeren Zeitraum hinweg interessiert. In dieser Zeit habe ich den Heilung suchenden Menschen all meine Kenntnisse, meine Erfahrung und mein mitfühlendes Herz zur Verfügung gestellt. Immer hat mich die Frage begleitet, wie ich meine Arbeit verbessern könnte, um eine Heilung im Klienten zu ermöglichen. In den ersten Jahren ging es mir vor allem um das Erlernen von therapeutischen Techniken und vertiefenden Kenntnissen. Dieser Lernprozess ist sinnvoll und wird mich sicher während meines gesamten Arbeitslebens begleiten. Doch mit der Zeit wurde mir auch mehr und mehr deutlich, dass ich Heilung nicht *mache*, sondern das Heilung *geschieht*. Sie geschieht in der Heilung suchenden Person, wenn die Rahmenbedingungen gegeben sind und er sich in einem heilenden Raum aufhält. Von daher hat sich mein Augenmerk verstärkt darauf gelenkt, wie ich dazu beitragen kann, damit dieses heilende Umfeld entstehen und eine Bewegung im Betroffenen zur Heilung hin in Fluss kommen kann.

In all den vergangenen Jahren habe ich als Lehrdozent Therapeuten ausgebildet, vor allem im Familienstellen. Unter anderem habe ich ihnen Fachkenntnisse sowie therapeutische Methoden und Techniken beigebracht. Das ist der für mich leichtere Teil. Der anspruchsvollere Part betrifft die innere Haltung und die Präsenz, die einen guten Therapeuten ausmachen.

Dieses Buch ist Frucht meiner Erfahrung als Ausbilder und Therapeut. Es handelt von den Wunden und Problemen des Klienten, sowie von den Grundlagen des Therapeuten und seiner Arbeit. Vor allem aber handelt es von der Heilung, die geschieht, wenn sich ein dafür notwendiges Umfeld einstellt. Und folgerichtig davon, wie es dem Therapeuten gelingen kann, diesen heilenden Raum zu schaffen.

Zum Einstieg möchte ich eine Fallgeschichte des bereits verstorbenen Therapeuten Felix Schottländer wiedergeben:

> *„Eine Bauersfrau kam in seine Praxis und sagte eine Stunde lang kein Wort. Der Therapeut sass ihr gegenüber, aufmerksam schweigend. Am Schluss der Stunde wurde für die nächste Woche eine weitere Stunde vereinbart. Sie kam und schwieg.*
>
> *Sie kam 29 Stunden lang und sagte kein einziges Wort. In der 30. Stunde kam sie in ihrer alten festlichen Tracht, tanzte vor dem Therapeuten, bedankte sich und sagte, sie habe sich in diesen 29 Stunden an ihr ganzes Leben erinnert, es durchgearbeitet und vieles, was schwierig war, günstig und glücklich gelöst und wolle nun die Therapie beenden.*[1]“

1 (Entnommen aus Otto Brink: „Vitamine für die Seele“; Peter Hammer Verlag, Wuppertal, 1999).

I. DER MENSCH MIT SEINER WUNDE

„Die Erde schenkt uns mehr Selbsterkenntnis als alle Bücher,
weil sie uns Widerstand leistet.
Und nur im Kampf findet der Mensch zu sich selber."

Antoine de St. Exupéry

Täglich suchen abertausende von Menschen einen Therapeuten auf oder nehmen an jedem beliebigen Wochenende an hunderten von therapeutischen Gruppen teil. Was bringt sie dazu, dies zu machen? Sie suchen Heilung im weiten Sinne des Wortes, nämlich heil zu werden, ganz zu werden. *Heilung ist ein Vorgang, bei dem etwas Ausgegrenztes, Abgelehntes oder nicht Gesehenes seinen angemessenen Platz in einem selbst findet und dort zur Ruhe kommt.*

Wann immer dies geschieht, gelingt es dem Betroffenen, einen gesunden Abstand einzunehmen gegenüber etwas, das zu nah und überwältigend ist, oder er lässt die Anstrengung sein, die es braucht, um etwas von sich fern zu halten. In der Folge löst sich eine Spannung in ihm auf, und er fühlt sich heiler. Um verstehen zu können, wie dies geschieht, muss man zuerst einmal das Wesen der verschiedenen Verletzungen erkennen. Im Folgenden werde ich zwischen vier verschiedenen Ursprüngen unserer Wunden und Probleme unterscheiden und diese kurz beschreiben:

- Eigene Wunden als Folge unserer persönlichen Geschichte
- Wunden aus dem Feld der Familie
- Schmerzende gegenwärtige Situationen
- Die Wunden unserer Gesellschaft

1. UNSERE PERSÖNLICHE GESCHICHTE

*„Es ist dem Menschsein eigen, an einer Wunde zu tragen.
An ihr wachsen und reifen wir;
schliesslich bringen wir die Wunde zum Blühen."*

Eine grundlegende Tatsache ist, dass ein jeder von uns von seiner Familie ein gewisses Mass an Fürsorge, an materieller Versorgung, an Ausbildung sowie an Liebe der ihm zugewandten Menschen in seiner Kindheit und seiner Jugend erhalten hat. All das hat uns genährt, am Leben erhalten und uns wachsen lassen, und es hat uns auch auf unser Erwachsensein vorbereitet.

Und ein jeder weiss um das, was ihm fehlte, um seine unerfüllten Bedürftigkeiten. Diese sind in erster Linie emotionaler Natur und stehen immer in Beziehung zu anderen Menschen, zumeist den Eltern -, wie das aufmerksame Zuhören, der beschützende und achtsame Umgang, eine Umarmung oder Liebesbezeugung, etc. Es gibt aber auch unerfüllte Bedürfnisse, deren einer sich gar nicht bewusst ist, einfach weil sie nie erfüllt wurden. Ein Fisch weiss nicht, dass das Wasser nass ist. Um das erkennen zu können, bräuchte er einen Vergleich, etwa die Erfahrung der Luft oder der Erde. So hält ein Kind, dem in seinem Elternhaus beispielsweise nie liebevolle Aufmerksamkeit zuteil wurde, das für völlig normal; es sei denn, dass es in den Familien seiner Altersgenossen andersartige Beobachtungen und Erfahrungen macht. Doch auch wenn es sich dessen nicht bewusst ist, hat ihn dieser Mangel geprägt. Desweiteren gibt es auch die klaffenden Wunden, die manchem Menschen als Kind oder Jugendlichen durch offensichtliche Gewalt, Missbrauch oder Vernachlässigung geschlagen wurden. Ebenso schmerzhaft sind Verlusterfahrungen wie der frühe Tod eines Elternteils, eines Geschwisters oder eines anderen geliebten nahen Menschen, oder das Weggegebenwerden an andere Erziehungspersonen.

Mit all dem Erlebten gleicht unsere Lebensgeschichte einem Teppich, der, einmal gewebt, nicht wieder rückgängig zu machen ist. Er besteht aus hellen und dunklen, warmen und kalten Farben, und ist dabei einzig in seinem speziellen Muster. All die empfangene Fürsorge zusammen mit unseren Wunden haben uns geprägt und zu dem gemacht, der wir sind. Hätten wir andere Eltern gehabt oder wären die Dinge anders gelaufen, wären wir anders und damit nicht wir selbst.

So hat jeder von uns seine persönliche Lebensgeschichte. Sie ist einzigartig, und doch ist sie auch wieder anderen Lebensgeschichten ähnlich. Letztendlich sitzen meine Mitmenschen und ich im gleichen Boot des menschlichen Daseins. Denn ganz gleich, wie eine Lebensgeschichte aussieht, hat sie grundsätzlich zwei Seiten: zum einen gibt es das, was einer erhalten hat. Und zum anderen jenes, was einem fehlt, weil er es nicht erhalten hat. Kein Mensch hat immer all das erhalten, was er gebraucht hat oder sich gewünscht hat, und keiner hat nur Entbehrung in seinem Leben erfahren. Wir trinken unvermeidlich aus diesen beiden Quellen, die unser Menschsein bestimmen. Und dank beider Quellen wachsen wir. Dies soll kein billiger Trost sein, es ist einfach eine Beschreibung dessen, was ist.

> *„Ich hörte eine alte Parabel. Sie muss sehr alt sein, denn in jenen Tagen lebte Gott für gewöhnlich auf der Erde. Eines Tages kam ein Bauer zu ihm und sagte: „Siehe, du magst Gott sein und die ganze Welt geschaffen haben, doch muss ich dir eines sagen: du bist kein Bauer. Du kennst noch nicht einmal das Einmaleins der Landwirtschaft, da musst du noch viel lernen.“*
>
> *Und Gott sagte: „Was ist dein Rat?“*
>
> *Der Bauer antwortete: „Gib mir ein Jahr und lass die Dinge so geschehen, wie ich es für richtig halte, und dann schauen wir: du wirst sehen, es wird keine Armut mehr geben.“*

Gott stimmte zu und gewährte dem Bauern ein Jahr. Natürlich verlangte dieser das Beste und nur das Beste: keine Stürme, keine Trockenheit, nichts, was eine Gefahr für das Getreide sein könnte. Alles war angenehm und behaglich, und der Bauer war glücklich.

Das Getreide wuchs ungemein. Wollte er Sonne, gab es Sonne, wollte er Regen, gab es genauso viel Regen, wie es angemessen war. In diesem Jahr war alles vollkommen, mathematisch perfekt.

Das Getreide wuchs so hoch, dass der Bauer zu Gott kam und ihm sagte: „Schau nur! Dieses Jahr werden wir soviel Weizen haben, dass die Menschen auch in zehn Jahren noch genug zu essen hätten, selbst wenn sie nicht arbeiten sollten."

Doch als man die Ernte einholte, waren die Hülsen des Getreides leer. Dies überraschte den Bauern sehr. Er frage Gott: „Was ist geschehen? Wo liegt der Fehler?"

Gott sagte ihm: „Es gab keinerlei Herausforderung, weder Konflikt noch Spannung, weil du alles vermiedest, was schlecht war, Dadurch ist das Getreide impotent geworden. Ein wenig Kampf ist unvermeidlich. Die Stürme mit ihrem Blitz und Donner sind nötig, da sie die Seele im Getreide reifen lassen."

Eine Nachbemerkung: Die Kenntnisse der Psychologie über die Entwicklungsphasen und Bedürfnisse eines Kindes sind immens und nicht Thema dieses Buches, denn darüber gibt es mehr als genug Literatur. Ich möchte hier nur das Augenmerk auf eine Etappe richten, die meistens vergessen oder ignoriert wird: die Zeit von der Empfängnis bis zur Geburt. Dieser Zeitraum wird in aller Regel in der Psychologie ausgespart, und das, obwohl die klinische Erfahrung sowie Forschungen der letzten Jahrzehnte gezeigt haben, dass wir von Beginn unseres Lebens, das heisst von der Empfängnis an, Geschehnisse wahrnehmen und empfinden. Dies ist insofern bedeutsam, weil uns gerade unsere ersten markanten Lebenserfahrungen besonders stark prägen, und eben nicht erst von der

Geburt an. Werden sie auch später noch durch weitere, ähnlich geartete Erfahrungen verstärkt, sind sie oft der ursprüngliche Auslöser für sogenannte Grundgefühle, das heisst Gefühle, die einen ständig begleiten. Diese gleichen einer Hintergrundmusik, der man kaum Beachtung schenkt, da sie ständig spielt, die einen jedoch andauernd beeinflusst. Man könnte auch sagen, dass Grundgefühle die vorherrschenden Farben in einem Gemälde sind, die unabhängig von der inhaltlichen Darstellung die Wirkung des Bildes ausmachen.

Schwerwiegende und damit prägende Erlebnisse für das werdende Kind während der Schwangerschaft sind:

- der zuvorige Verlust einer vorangegangenen Schwangerschaft
- eine versuchte Abtreibung
- intensive Entscheidungsschwierigkeiten der Mutter über das Abtreiben oder Austragen ihres Kindes
- eine lebensbedrohliche Situation für die Mutter oder das werdende Kind
- das Verleugnen der Schwangerschaft durch die Mutter
- das ungewollte Verlassenwerden der Mutter durch den Partner
- die Trauer der Mutter um den Todesfall eines nahen Angehörigen
- traumatische Erlebnisse für einen oder beide Elternteile, wie Arbeitslosigkeit, Kriegserlebnisse, Verlust der Heimat...
- eine Mehrfachschwangerschaft, bei der nur eines der Geschwister geboren wird; dies ist zumindest bei jeder zehnten Schwangerschaft der Fall. [2]

---

2 Ein empfehlenswertes Buch dazu ist von *Alfred und Bettina Austermann*: „Der verlorene Zwilling“

- eine schwere Geburt, bei der das Leben der Mutter und oder des Kindes auf dem Spiel steht.

Die Folge können Grundgefühle und Glaubenssätze der folgenden Art in der betroffenen Person sein:

- „Ich habe ständig Angst."

- „Keiner sieht mich wirklich."

- „Ich habe keinen Platz im Leben."

- „Ich muss mir das Recht zu leben verdienen."

- „Es gibt keine Sicherheit, in jedem Moment kann etwas Schlimmes geschehen."

- „Ich bin traurig. Ich fühle mich allein."

- „Mir fehlt etwas oder jemand; ich bin einsam."

- „Ich habe Schuld."

- „Ich bin nicht wirklich im Leben angekommen."

- „Ich habe meiner Mutter wehgetan und traue mich deswegen nicht, ihr ganz nahe zu sein."

Da der erwachsene Mensch keine bewussten Erinnerungen an seine eigene Schwangerschaft hat, kann er diese Grundgefühle in der Regel keinem prägenden Ereignis zuordnen. Dies schafft zusätzliche Verwirrung, da er seine Gefühle nicht versteht. Sie sind aber trotzdem da, als Folge von sehr frühen Wunden, die einer empfangen hat. Mich erstaunt immer die Ignoranz der modernen Gesellschaft bezüglich unserer ersten Lebensetappe. Dies kommt auch in der Art zum Ausdruck, wie wir unser Alter bestimmen. Wir berechnen es ab unserem Geburts-tag und unterschlagen auf diese Weise die vorhergehenden Monate der Schwangerschaft. Dass man auch anders damit umgehen kann, lehrt uns die jahrtausendalte traditionelle chinesische Kultur, die bis zur Revolution Maos Bestand hatte und auch die im heutigen China lebenden Menschen noch prägt. Um das Lebensalter eines Menschen zu bestimmen, zählt man dort immer ein Jahr zu seinem Geburtsalter hinzu, um dieser ersten Lebenszeit Rechnung zu tragen. Wie lange mag es wohl noch dauern, bis die heutige Psychologie dieses Verständnis entwickelt? Es ist hoffnungsvoll, dass die Entwicklungspsychologie sich zunehmend mit dieser ersten Lebensetappe beschäftigt. Dadurch gibt es bereits veröffentlichte Forschungen über die entscheidenden ersten Lebensmonate, ebenso eine Reihe von Buchpublikationen.[3]

3 so z.B.: *Bettina Alberti*, „Die Seele fühlt von Anfang an – wie pränatale Erfahrungen unsere Beziehungsfähigkeit prägen.“ *Gerald Hüther und Inge Krens von Beltz*: „Das Geheimnis der ersten neun Monate – unsere frühesten Prägungen“

2. DIE MACHT DER ELTERN

„Das Sorgerecht der Eltern ist auch das Recht,
sich Sorgen um ihre Kinder zu machen."

mein Vater, Dieter Bourquin

Natürlich ist es richtig, dass wir entscheidend durch unsere Kindheit geprägt werden. Als Kinder hatten unsere Eltern eine Macht über uns, der wir uns nicht entziehen konnten. Dies gilt im guten wie im schlechten Sinne. Ein Kind kann nicht sagen: „Mir reicht es! Ich gehe, wenn ihr mich weiter so misshandelt." Es ist der Situation ausgeliefert, obgleich es kreative und intelligente Lösungen entwickelt, sich zu schützen und zu überleben. Doch ist einer dann erwachsen geworden, steht er auf eigenen Füssen und bestimmt selber die Richtung, in die er geht.

Ein Kind kommt auf die Welt und wird zwangsläufig seine Eltern enttäuschen. Dies ist für beide Seiten notwendig und nicht zu vermeiden. Genauer gesagt, es enttäuscht die Vorstellungen seiner Eltern über ihr Kind: wie es sein sollte, welchen Weg in seinem Leben es einschlagen oder wie es mit bestimmten Situationen umgehen sollte, und wie es auf die Bedürfnisse und Wünsche seiner Eltern eingehen sollte. Söhne oder Töchter können ihre Eltern in diesem Sinne nur enttäuschen, denn sie sind nicht ihre Eltern (und wie kann man schon zwei sein, und es beiden Eltern gleichermassen recht machen), sie sind einfach anders.

Was zu Beginn eine symbiotische Beziehung zwischen dem Kleinkind und seiner Mutter ist, um dann in eine zutiefst eingebundene Familienbeziehung des Kindes zu münden, entwickelt sich im Laufe der Pubertät und Jugend zu einer eigenständigen Beziehung. Das rebellische „Nein" des Jugendlichen hat dabei eine unbedingt notwendige Rolle, denn es bestärkt und verankert ihn in seiner eigenen Individualität. Einmal erwachsen geworden, geht die Tochter oder der Sohn einen eigenen Weg.

Zu diesem eigenen Weg gehört auch der eigene Rucksack mit den ungelösten Problemen und nicht verheilten Wunden, sowie die eigene Art, damit umzugehen.

Eltern tragen die Verantwortung für ihre Kinder und haben einen starken Einfluss auf sie, solange diese klein sind. Dies ist auch der Grund, warum ich in einem Seminar, wenn eine um das Wohlergehen ihres noch nicht erwachsenen Kindes besorgte Mutter – oder Vater – zu mir kommt, ihr Anliegen akzeptiere und mit ihnen arbeite[4]. Mich fasziniert diesbezüglich immer aufs Neue, wenn Eltern mir berichten, das ihr Kind sich von einem Moment auf den anderen entspannt hat, Alpträume verschwunden sind, es wieder lacht und spielt, nachdem seine Eltern in einer Aufstellung ein schweres Thema bewältigt haben. Doch gilt in der Regel, dass es die veränderte Haltung der Eltern zu eigenen, bis dahin ungelösten Themen oder aber weiter zurückliegenden Familienthemen ist, was ihr Kind in der Folge entlastet. Im Grunde ist dessen Verhalten ein Echo auf das mangelnde Wohlergehen seiner Eltern oder seiner Familie. Ist das Kind aber erwachsen geworden, dann haben die Eltern ihrer Verantwortung ihm gegenüber Genüge getan, und auch ihr Einfluss ist gering geworden. Sie haben keine Macht mehr und werden ohn-mächtig, was ihre erwachsenen Töchter und Söhne angeht.

Vor kurzem erhielt ich einen Brief, in dem mir eine Teilnehmerin eines meiner Kurse schrieb, wie es ihr nach ihrer Aufstellung ergangen ist. Da dieses Zeugnis das Obengesagte illustriert, habe ich sie um die Erlaubnis gebeten, ihn hier wiedergeben:

> *„Lieber Peter, ich nahm an deinem Aufstellungskurs teil, wegen ständig wiederkehrender Alpträume, in denen ich auf offener Strasse niedergestochen werde. Während der Aufstellung kam zutage, dass während des Krieges meinem, mittlerweile verstorbenem Vater etwas zugestossen sei. Das Wichtige ist, dass die Alpträume*

4 Im Unterschied dazu empfinde ich den Versuch der Eltern, Probleme ihrer erwachsenen Kinder zu lösen, als unangemessenen Eingriff in deren Leben und einen Mangel an Achtung ihnen gegenüber.

seitdem verschwunden sind, und ich sogar schnarche! Ich schlafe viel und träume andere Dinge...

Das Merkwürdige kommt jetzt. Es geschah nur einmal, und ich hoffe, dass es sich nicht wiederholt, doch eines Morgens erzählte mir mein vierzehnjähriger Sohn, dass er geträumt habe, dass man ihn erstechen wollte. Doch im Unterschied zu mir war er geschützt und begleitet. Wir waren beide in meinem Auto unterwegs, ein potenter Allradwagen. Wie er sagte, waren die anderen draussen, doch sie konnten ihm nichts antun.

Etwas ist besser geworden!"

Wenn mir ein erwachsener Mensch in einem Therapiekurs sagt, dass seine Eltern an seinem Unglück schuld seien, dann sagt er mir im Grunde, dass er noch nicht die Verantwortung für sein Leben übernommen hat. Er ist innerlich ein Kind geblieben, das erwartet und fordert, dass die anderen sich um ihn kümmern und ihn glücklich machen. Bezeichnenderweise brauchen solche Menschen immer neue „Täter", um sich weiterhin als Opfer fühlen zu können. Es gibt dann immer andere, die schuld sind an ihrer Misere. Selbst als Therapeut ist man da in Gefahr, als nächster auf deren „Bösen-Liste" zu kommen.

Für diese Menschen folgt die besinnliche Kurzgeschichte von Franz Kafka. Sie lautet ‚Vor dem Gesetz':

Vor dem Gesetz steht ein Türhüter. Zu diesem Türhüter kommt ein Mann vom Lande und bittet um Eintritt in das Gesetz. Aber der Türhüter sagt, daß er ihm jetzt den Eintritt nicht gewähren könne. Der Mann überlegt und fragt dann, ob er also später werde eintreten dürfen.

«Es ist möglich», sagt der Türhüter, «jetzt aber nicht.»

Da das Tor zum Gesetz offensteht wie immer und der Türhüter beiseite tritt, bückt sich der Mann, um durch das Tor in das Innere zu sehn. Als der Türhüter das merkt, lacht er und sagt:

«Wenn es dich so lockt, versuche es doch, trotz meines Verbotes hineinzugehn. Merke aber: Ich bin mächtig. Und ich bin nur der unterste Türhüter. Von Saal zu Saal stehn aber Türhüter, einer mächtiger als der andere. Schon den Anblick des dritten kann nicht einmal ich mehr ertragen.»

Solche Schwierigkeiten hat der Mann vom Lande nicht erwartet; das Gesetz soll doch jedem und immer zugänglich sein, denkt er, aber als er jetzt den Türhüter in seinem Pelzmantel genauer ansieht, seine große Spitznase, den langen, dünnen, schwarzen tatarischen Bart, entschließt er sich, doch lieber zu warten, bis er die Erlaubnis zum Eintritt bekommt. Der Türhüter gibt ihm einen Schemel und läßt ihn seitwärts von der Tür sich niedersetzen.

Dort sitzt er Tage und Jahre. Er macht viele Versuche, eingelassen zu werden, und ermüdet den Türhüter durch seine Bitten. Der Türhüter stellt öfters kleine Verhöre mit ihm an, fragt ihn über seine Heimat aus und nach vielem andern, es sind aber teilnahmslose Fragen, wie sie große Herren stellen, und zum Schlusse sagt er ihm immer wieder, daß er ihn noch nicht einlassen könne. Der Mann, der sich für seine Reise mit vielem ausgerüstet hat, verwendet alles, und sei es noch so wertvoll, um den Türhüter zu bestechen. Dieser nimmt zwar alles an, aber sagt dabei:

«Ich nehme es nur an, damit du nicht glaubst, etwas versäumt zu haben.»

Während der vielen Jahre beobachtet der Mann den Türhüter fast ununterbrochen. Er vergißt die andern Türhüter, und dieser erste scheint ihm das einzige Hindernis für den Eintritt in das Gesetz. Er verflucht den unglücklichen Zufall, in den ersten Jahren rücksichtslos und laut, später, als er alt wird, brummt er nur noch vor sich hin. Er wird kindisch, und, da er in dem jahrelangen Studium des Türhüters auch die Flöhe in seinem Pelzkragen erkannt hat, bittet er auch die Flöhe, ihm zu helfen und den Türhüter umzustimmen. Schließlich wird sein Augenlicht schwach, und er weiß nicht, ob es um ihn wirklich dunkler wird, oder ob ihn nur seine Augen täuschen. Wohl aber erkennt er jetzt im Dunkel einen Glanz, der unverlöschlich aus der Türe des Gesetzes bricht. Nun lebt er nicht mehr lange. Vor seinem Tode sammeln sich in seinem Kopfe alle Erfahrungen der ganzen Zeit zu einer Frage, die er bisher an den Türhüter noch nicht gestellt hat. Er winkt ihm zu, da er seinen erstarrenden Körper nicht mehr aufrichten kann. Der Türhüter muß sich tief zu ihm hinunterneigen, denn der Größenunterschied hat sich sehr zuungunsten des Mannes verändert.

«Was willst du denn jetzt noch wissen?» fragt der Türhüter, «du bist unersättlich. »

«Alle streben doch nach dem Gesetz», sagt der Mann, «wieso kommt es, daß in den vielen Jahren niemand außer mir Einlaß verlangt hat?»

Der Türhüter erkennt, daß der Mann schon an seinem Ende ist, und, um sein vergehendes Gehör noch zu erreichen, brüllt er ihn an:

«Hier konnte niemand sonst Einlaß erhalten, denn dieser Eingang war nur für dich bestimmt. Ich gehe jetzt und schließe ihn.»

3. WUNDEN AUS DEM FELD DER FAMILIE

"Ab einem gewissen Alter beginnen die Seele des Kindes,
das wir einstmal gewesen sind,
und die Seelen der Toten, von denen wir abstammen,
über uns ihre Reichtümer
und ihre Verwünschungen auszuschütten."

Marcel Proust

Manche Wunden werden uns gleichsam als Erbe in die Wiege gelegt. In einer Familienaufstellung zeigt sich oftmals eine unbewusste Verbindung und Identifizierung zwischen dem Klienten und manchen Familienangehörigen und Geschehnissen der Vergangenheit – oftmals innerhalb der letzten drei Generationen seiner Familie -, die ihn dazu bringen, auf eine bestimmte Weise zu handeln, zu fühlen und zu denken. Dies führt in der Folge in seinem Leben zu ernsthaften Schwierigkeiten, ohne dass der Betroffene sich dieses Einflusses auch nur im Geringsten bewusst wäre. Normalerweise entsteht diese Dynamik aufgrund einer in der Familiengeschichte dermassen schmerzvollen Situation, dass sie die damals beteiligten Personen nicht überwinden konnten. In der Folge reagierten sie mit dem Auschluss bestimmter Familienmitglieder oder mit dem Verdrängen gewisser eigener Gefühle und Ereignisse. Diese unerledigten Angelegenheiten werden in der Folge an die Nachkommen weitergereicht. Ein Mensch ist seine Familie, er ist die Essenz all derer, die vor ihm lebten, und all dessen, was vor ihm geschah.

Um ein Beispiel zu geben: das Schicksal einer im Kindbett verstorbenen Grossmutter oder Urgrossmutter kann noch in ihren Enkelinnen oder Urenkelinnen eine nahezu panische Angst vor einer Schwangerschaft hervorrufen, und das, obwohl sie gleichzeitig einen starken Kinderwunsch haben. Diese scheinbar grundlose Ambivalenz hat zumeist nicht ihre Ursache in der Lebensgeschichte der betroffenen Frau. In Wirklichkeit ist sie die Folge einer in den weiblichen Familienmitgliedern über Generationen vorhandenen unbewussten Erinnerung, in der Schwangerschaft den Tod bedeutet. Im Unterschied zu einer persönlichen traumatischen Erfahrung einer Frau – wie zum Beispiel den Verlust einer vorhergehenden Schwangerschaft – handelt es sich hier um ein transgenerationales Trauma der Familie.

Der Ungar Ivan Boszormenyi-Nagy, ein Pionier in der Erforschung der Familie als System, nannte dies ‚Schuldkonten', die an die nachkommenden Generationen einer Familie weitergegeben werden. Später benannte Bert Hellinger das Familiengewissen als Instanz, das in jeder Familie wirke, und welches den Einzelnen in den Dienst seiner Familie stelle, um die Vollständigkeit des Systems wiederherzustellen. Dabei werden abgespaltene und verdrängte Anteile der eigenen Familie von den Nachkommen gleichsam wieder inszeniert, um sie auf diese Weise integrieren zu können. Dies erklärt das Wiederholen gewisser Muster, die über mehrere Generationen hinweg in manchen Familien auftreten. Diese Dynamiken sichtbar zu machen, um sie in einem zweiten Schritt zu befrieden, ist ohne Zweifel eine Stärke des Familienstellens. Es ist schwerlich möglich, an diese Dynamiken mit anderen therapeutischen Methoden heranzukommen. [5]

Wenn in der Therapie ein Klient Gefühle äussert, lohnt es sich immer, sich zu fragen, ob diese Gefühle in seiner aktuellen Lebenssituation Sinn machen. Tun sie das nicht, kann man vermuten, dass es sich um regressive Gefühle handelt, und gemeinsam mit dem Klienten in seiner persönlichen Biografie nach dem zu ihnen passenden Lebensalter und seinen dazugehörigen Lebensumständen forschen. Dies schliesst auch seine erste Lebensetappe, das heisst die Schwangerschaft des Betreffenden, mit ein. Sind die geäusserten Gefühle sowohl in seiner Gegenwart als auch in seiner Lebensgeschichte inkongruent, handelt es sich um systemische Gefühle, die dem Klienten sozusagen vererbt wurden. Sie

---

5 In meinem Buch Las Constelaciones Famliares (im Moment nur auf spanisch erhältlich) führe ich dieses Verständnis von Dynamiken in Familien weiter aus.

kommen aus der Tiefe seines Familiensystems und werden durch ihn nochmals spür- und sichtbar. Hier kann das Erstellen des Genogrammes des Klienten ein wirksames Mittel sein, um anhand der ‚Landkarte' von dessen Familie mögliche Ursprünge zu entdecken.

Die gleiche Frage stellt sich bezüglich seiner impliziten, nicht bewussten Erinnerungen. Explizite Erinnerungen bestehen gewöhnlich aus einer Abfolge von Szenen, die hauptsächlich visueller Natur sind, obgleich sie auch die anderen Sinneskanäle mit einschliessen. Sie gleichen Kurzfilmen, die wir immer wieder innerlich abrufen und damit wiedererleben können, weswegen wir dann sagen: „ich erinnere mich". Im Unterschied dazu können wir an die impliziten Erinnerungen eines Menschen nur auf Umwegen herankommen, mittels der phänomenologischen Beobachtung seines Fühlens, Denkens und Handelns, sowie seiner Träume, Fantasien und Körperempfindungen. Die sich auf diese Weisen manifestierenden, impliziten Erinnerungen eines Menschen sind in der Regel wahrhaftiger als seine expliziten Erinnerungen. Denn diese sind immer selektiver Natur und filtern dadurch einen Teil der Wirklichkeit aus.

Ich komme auf die eingangs gestellte Frage zurück: Handelt es sich um aktuelle oder vergangene persönliche Erinnerungen oder aber um ein „systemisches Echo" in der betreffenden Person? Diese Reflektion hilft einem, das Wesen seiner Wunde zu verstehen.

4. SCHMERZENDE GEGENWÄRTIGE SITUATIONEN

„Alles bleibt wie es ist.“ sagte das kleine Ich.
Ihm antwortete Heraklit: „Alles fließt.“
„Wenn das so ist, dann ist alles möglich.“ bemerkte ich dazu.

Nichts ist schwieriger als sich nicht zu verändern. Denn alles um einen herum ist in ständiger Bewegung. Selbst der eigene Körper ist in einem gleichzeitigen Prozess der Erneuerung und des Alterns. Wenn es eine Konstante im Leben gibt, ist sie, das sich das Leben ständig verändert. In diesem Sinne erscheint mir die Bemerkung zwischen Bekannten: „Du hast dich überhaupt nicht verändert!“ eher ein alarmierender Hinweis zu sein oder Ausdruck der Blindheit des Sprechenden als ein Kompliment.

Doch es stimmt auch dies: der Mensch ist ein Gewohnheitstier. Sein gewohnter Alltag wird ihm lieb und teuer, denn er gibt ihm ein Gefühl der Sicherheit und Beständigkeit. Vor allem dann, wenn uns die gegenwärtige Situation angenehm ist, oder wir ein starkes Bedürfnis nach Sicherheit und Kontrolle haben, scheuen wir uns vor jeder Veränderung. Denn das Neue, Unbekannte macht uns Angst, weil es von uns ein Weitergehen fordert, ein Hintersichlassen des Vertrauten und einen Wachstumsschritt nach vorne. Doch das Leben sorgt dafür, dass wir nicht stehenbleiben. Und so präsentieren sich immer wieder neue Umstände in unserem Lebensfluss: sei es ein Umzug, eine Paarbeziehung, die Geburt und das Grossziehen eines Kindes, eine berufliche Veränderung, eine Krankheit, das Altern der Eltern, der Tod eines geliebten Menschen, ein Konflikt mit den Geschwistern, der Verlust der Arbeit, etc. Die möglichen Veränderungen sind so grenzenlos wie das Leben selbst. Kommt nun jemand zur Therapie oder zu einer Familienaufstellung, weil er mit seiner gegenwärtigen Situation nicht zu Rande kommt, liegt dies oftmals daran, dass es ihm schwer fällt, den nächsten Wachstumsschritt nach vorne zu gehen. Was hindert ihn daran?

Manche Menschen kommen zur Therapie, weil sie sich aufgrund einer Veränderung ihrer Lebensumstände auf Neuland begeben, in dem sie sich nicht auskennen. Ihnen fehlt es an Erfahrung, die ihnen Orientierung geben könnte. Dies verunsichert und verwirrt sie. Und so suchen sie vor allem dies: Begleitung und Orientierung während der ersten Schritte im Unbekannten. Eine Therapie dieser Art ist in der Regel kurz, es braucht nicht viel, damit der Betreffende in seinem Leben weitergeht.

Dann gibt es Menschen, die stehengeblieben sind. Sie sind wie grosse Kinder, die nicht wachsen wollen. Dies gilt vor allem in Bezug auf ihre Ursprungsfamilie – ihre Mutter, ihren Vater und ihre Geschwister -, die ihr ein und alles ist. Sie widersetzen sich innerlich der Notwendigkeit, sich zu verändern und das vertraute Nest hinter sich zu lassen. Man könnte sagen, dass ihre Nabelschnur noch ganz ist und sie daran hindert, eigenständig zu sein. Auch wenn das Leben sie dazu anhält, sich abzunabeln, um weiterzugehen zu können und etwas Eigenes aufzubauen, wollen sie im Grunde das liebe Kind ihrer Mutter oder ihres Vaters bleiben. Diese Abhängigkeit ist bei manchen Erwachsenen ganz offensichtlich, kann sich aber auch subtil hinter einer auf den ersten Blick selbständigen Erscheinung verbergen. Für diese Klienten geht es darum, ihre Eltern und Geschwister hinter sich zu lassen. Denn ein Hemd, aus dem man herausgewachsen ist, verwandelt sich in eine Zwangsjacke. Erst der pure Leidensdruck, manchmal auch erst eine somatisierende Krankheit, bringt sie dazu, etwas zu unternehmen und sich dem eigenen Leben zu stellen. Mein Kollege Stephan Hausner fasst dies im folgendem Satz zusammen: *„In letzter Konsequenz können die Kinder nur leben, wenn sie die Eltern sterben lassen.“*

Bei vielen Menschen sind es Echos der Vergangenheit, die sie behindern. Eine frühere Verletzung macht einen eng, sofern man sich nicht um diese Wunde kümmert, sie desinfiziert und sie heilt. Stellt die gegenwärtige

Situation einen Parallelismus zu den damaligen Umständen her, kann man schwerlich unbefangen handeln. Um ein Beispiel zu geben: jemand, der seinen ersten Partner tief geliebt und sich dieser Beziehung hingegeben hat, um dann vom anderen verlassen zu werden, ist ein gebranntes Kind. Verliebt er sich erneut, erwachen in ihm zugleich mit der Liebe auch der alte Schmerz wieder, sowie die Angst, das sich das Vergangene wiederholt. Solche gegensätzlichen Gefühle können einem schwer zu schaffen machen oder gar völlig blockieren. Ist bei diesem einfachen Beispiel der Parallelismus offensichtlich, gibt es allerdings auch weitaus komplexere Fälle, bei denen Geschichten der eigenen Kindheit auf indirekte Weise in der Gegenwart gespiegelt werden. Und darüber hinaus kann es sich sogar um die im vorhergehenden Kapitel beschriebenen, von Generation zu Generation weitergegebenen Geschichten handeln, die einem gleichsam vererbt wurden.

Doch wie dem auch sei, das Leben ist weise. Das Grundprinzip der Homöopathie *„Ähnliches soll durch Ähnliches geheilt werden“* [6], gilt auch in unserem Leben. Und so finden wir uns immer wieder aufs Neue vor einer ähnlichen Situationen gestellt wie jener, die uns einstmals unsere Wunden schlug. Wenn es uns gelingt, angemessen mit ihr umzugehen, wachsen wir. Zugleich heilt damit die alte Wunde ab. In diesem Sinne können wir das Leben zu einem achtsamen Lernprozess nutzen, der uns weitet.

6 So definiert von ihrem Begründer Samuel Hahnemann: „similia similibus curentur“.

5. DIE WUNDEN UNSERER GESELLSCHAFT

„Man kann sich selbst nicht helfen,
wenn man nicht den anderen hilft.
Wir sind alle miteinander verbunden,
und niemand kann nur sein eigenes Glück verwirklichen.
Wenn wir Egoisten bleiben wollen,
sollten wir wenigstens intelligente Egoisten sein:
Helfen wir den anderen!“

Dalai Lama

Wenig Aufmerksamkeit in der Therapie erfahren die gesellschaftlichen Umstände, in denen wir leben. Wieder einmal ergeht es uns wie dem Fisch, der sich nicht bewusst ist, dass das Wasser nass ist. So wird zum Beispiel das frenetische Tempo, das vor allem in den Städten das Leben ihrer Bewohner unvermeidlich prägt, als völlig selbstverständlich hingenommen, obgleich es viele Menschen geradezu krankmacht. Kommt eine gestresste Person zur Therapie, um einen Konflikt zu bewältigen, warne ich sie manchmal, dass eine Folge ihres therapeutischen Prozesses sein kann, dass sie beruflich weniger leisten wird. Denn wenn sie sich ihres inneren Erlebens zunehmend bewusst wird und sie dadurch besser wahrnehmen kann, wie sie sich fühlt und was sie braucht, damit es ihr gut geht, dann hat das Konsequenzen. Und so kann es für so manch einen Menschen zur Notwendigkeit werden, sein Leben zu verlangsamen, um ein erfüllteres Leben zu leben.

Eine der tiefgreifendsten Veränderungen unserer westlichen Gesellschaft, die in der zweiten Hälfte des vergangenen Jahrhunderts immer mehr an Stärke gewann und die einen weithin bestimmenden Einfluss hat, ist die Vereinzelung des Menschen. Der Individualismus, der dem Einzelnen Vorrang vor der Gemeinschaft gibt, beherrscht heute weitgehend das Bild. Für die meisten von uns wäre es undenkbar, sich begeistert einer Gruppe, einer Ideologie, einer Bewegung anzuschliessen und in ihr aufzugehen, wie es noch unsere Grosseltern oder Urgrosseltern taten. Gerade die schmerzhaften kollektiven und teilweise totalitären Erfahrungen, die im ersten und im – eigentlich mit dem spanischen Bürgerkrieg beginnenden – zweiten Weltkrieg gipfelten, unsägliches Leid und Millionen von Toten verursachend, waren es, die in der Folge zu einer inneren Emanzipierung des Einzelnen von der Gesellschaft führte. Den deutlichsten Ausdruck fand dies vielleicht in der 68er Bewegung und ihren Auswirkungen. Gab es in dem Dorf, in dem mein Vater kurz nach dem Krieg aufwuchs, noch echte Tragödien, nur weil sich ein evangelischer Einheimischer in ein katholisches Flüchtlingsmädchen verliebte, so spielt so etwas heutzutage keine Rolle mehr. Wurden einem früher häufig Wunden unter dem Druck der gesellschaftlichen Normen und Erwartungen zugefügt, sind diese heute zum Glück eher selten. Die beschränkende Sichtweise, die jedem Kollektiv, jeder Gruppe eigen ist, hat in der Regel nicht mehr die Kraft, jemandem etwas in seinem Leben zu verbieten, obgleich sie einem immer noch das Leben schwer machen kann. Selbst die Familienbande haben sich aufgrund des voranschreitenden Individualismus gelockert. [7]

Dieser Gewinn an persönlicher Freiheit ist eine grosse Leistung, hat aber wie alles seinen Preis. Denn er wird mit dem Verzicht auf gesellschaftlichen Rückhalt erkauft. Machte das gesellschaftliche Umfeld – sei es die Familie, die Dorfgemeinschaft, die politischen Parteigänger, die religiöse Glaubensgemeinschaft, etc. – einem das Leben auch eng, gab es einem doch zugleich Stabilität und Sicherheit. Diese Art der kollektiven Gewissheiten gibt es heute kaum noch. Denn in dem Masse, in dem wir uns von der Gesellschaft emanzipiert haben, gibt es für uns keinen Weg zurück in den geborgenen Schoss einer Gruppe,

7 Ein sehr interessantes Buch über die Entwicklung des Bewusstseins in unserer Gesellschaft ist kürzlich von Wilfried Nelles veröffentlicht worden: „Das Leben hat keinen Rückwärtsgang“

in die man die Verantwortung für das eigene Leben delegieren kann. Unser Bewusstsein lässt das einfach nicht zu. Ein jeder steht für sich alleine da. Das empfinden wir im Grunde unseres Selbst und wir leben auch danach. Das zeigt sich ganz offensichtlich in vielfacher Weise in der heutigen Gesellschaft. Mit seinem Alleinsein fertig zu werden, ohne in die innere Einsamkeit oder in die äussere Isolation abzurutschen, ist eine der Herausforderungen unserer Zeit. So sind in Deutschland fast 40% aller Haushalte Single-Haushalte! Das betrifft Menschen beiderlei Geschlechts und jeder Altersgruppe. Und die Tendenz ist zunehmend.

Heutzutage gibt es nicht mehr jene Gesellschaft, die einem einen festen Platz in ihrer Mitte zuweist, von dem man aus seinen sinnstiftenden Beitrag für die Gemeinschaft leistet. Die Söhne folgten früher einfach ihren Vätern ins Arbeitsleben, in deren Fusstapfen tretend, während für die Töchter gleich ihren Müttern der Lebensinhalt darin bestand, sich um Heim oder Hof zu kümmern und Kinder grosszuziehen. Diese gesellschaftlichen Werte und Regeln wurden in der Regel gar nicht erst in Frage gestellt, es war halt so. War einem dadurch früher das Leben von seinem familiären und gesellschaftlichen Umfeld weitgehend vorgegeben, in dem man eingebettet war und in dessem Dienst man stand, so kann sich heute jeder seinen eigenen Platz im Leben mit ungleich grösserer Freiheit wählen. Doch in dieser Freiheit steckt auch die Verantwortung, sein Leben selbstständig zu gestalten. Dies fordert viel von einem selbst. Denn woran orientiert man sich in einer Welt, in der alles möglich ist? Die konsumorientierte Ausrichtung unser Gesellschaft gibt da keine Antwort. „Ich konsumiere, also bin ich" reicht nicht, um ein sinnerfülltes Leben zu leben. Um sich seiner eigenen sinngebenden Werte bewusst zu werden, bzw. sie zu wählen und in der Folge nach ihnen zu leben, muss jeder einzelne einen persönlichen Wachstums- und Reifeprozess durchlaufen. Dieser braucht seine Zeit und geht meist mit einem anhaltenden Zustand innerer Leere einher, der bis zur existenziellen Sinnkrise gehen oder in eine Depression führen kann.

Zusammenfassend lässt sich sagen, dass die gesellschaftlichen Wunden unserer Zeit von anderer Art sind als früher: es sind grundlegende

Gefühle der Einsamkeit und der Sinnlosigkeit. Auch diese Wunden bringen die Menschen dazu, einen Therapeuten aufzusuchen auf der Suche nach Heilung.

6. VOM REGEN IN DIE TRAUFE...

„Menschen gleichen einem Haus mit vielen Zimmern. Manche Türen stehen offen, andere sind verschlossen; manche führen ins Freie oder aber in einen dunklen Keller, und wieder andere sogar ins Nachbargebäude."

Die oben beschriebene Unterscheidung der Wunden und Probleme der zur Therapie kommenden Menschen soll als Orientierung dienen. Manche Therapien kommen nie zu einem guten Ende, einfach weil der Therapeut mit seinem Klienten in der falschen Ecke nach einer Lösung sucht. Es gleicht der Geschichte von Mullah Nasrudin, der am hellichten Tag auf dem Platz vor seinem Haus auf allen Vieren suchend herumkroch. Als ihn ein Freund sah und ihn fragte, was er da mache, antwortete er: „Ich habe meinen Schlüssel verloren." Daraufhin half ihm der Freund beim Suchen. Als beide nach längerer Suche den Schlüssel immer noch nicht gefunden hatten, fragte ihn sein Freund schliesslich: „Bist du sicher, dass du den Schlüssel hier verloren hast?". „Nein", antwortete Mullah Nasrudin: „Ich habe ihn in Wirklichkeit im Keller verloren. Aber dort ist es zu dunkel zum Suchen."

Oftmals gibt es mehr als nur eine Art der Wunde. Bei manchen Menschen können verschiedene, ähnlich geartete Dynamiken zusammenkommen und sich gegenseitig verstärken. So hat jemand, der als kleines Kind für eine längere Zeit von den Eltern zu den Grosseltern weggegeben wurde, mit aller Wahrscheinlichkeit ein Bindungstrauma. Doch wenn obendrein seine Mutter ein Waisenkind gewesen ist, kann auch deren Trauma in ihm wirksam sein, beide mit dem gleichen Thema des Verlassenwerdens. Dies eröffnet eine weitere, systemische Dimension. Wenn sich dann auch noch sein Partner aus der Beziehung verabschiedet, tut sich in der betreffenden Person ein tiefer Abgrund auf. In so einem Fall ist es nötig, im therapeutischen Prozess sowohl die gegenwärtige Situation als auch die Kindheitssituation als auch die Familiengeschichte im Auge zu haben.

II. GRUNDLAGEN DES THERAPEUTEN

„Die Grösse eines Berufes besteht vielleicht vor allem anderen darin, dass er Menschen zusammenbringt.
Es gibt nur eine wahrhafte Freude:
den Umgang mit Menschen.“

Antoine de St. Exupéry

Wie die griechische Wurzel des Wortes schon besagt, erbringt der Psychotherapeut eine Dienstleistung, nämlich die, die Seele seines Klienten zu heilen. Er stellt sich in den Dienst der Heilung. Womit wir wieder bei der Beobachtung sind, dass die Psychiater, Psychologen und Therapeuten von heute einen jahrtausendealten seelsorgenden Berufstand fortführen, der von Heilern, Schamanen und Priestern ausgeübt wurde, die sich des Grundbedürfnisses der Menschen, ihre seelischen Wunden zu heilen, annahmen und es auch heutzutage noch tun. Ich betone dies auch, weil bei einigen Psychologen eine Geringschätzung zu spüren ist, wenn es um traditionelle Heilmethoden in anderen Kulturen geht. Doch in manchen Aspekten ist deren Verständnis Spitzenpsychologie und unserem westlichen Kenntnisstand voraus. Auch hier gilt der schöne Satz von Bert Hellinger: „Die Praxis stört die Theorie.“ [8]

Um sich der seelischen Wunden und Probleme seiner Mitmenschen heilend annehmen zu können, braucht der Therapeut und Aufsteller ein umfangreiches Rüstzeug. Davon handeln die folgenden Kapitel.

---

8 So zum Beispiel: Der Zwillingskult in Westafrika – wie die traditionelle Kultur der Yoruba mit dem Verlust eines Zwillings umgeht; Artikel veröffentlicht in: Praxis der Systemaufstellung 1/2009

7. DIE LIEBE ALS GRUNDLAGE

„Wenn die Haltung des Therapeuten stimmig und liebevoll ist, spricht die Seele, immer."

Javier Petralanda

Ein Therapeut, der ohne Liebe handelt, ist gefährlich. Unabhängig davon, wieviel Fachkenntnisse, Ausbildungszertifikate und Universitätstitel er haben mag, ist die Wahrscheinlichkeit gross, dass er seinem Klienten eher schadet als hilft. Denn ohne Liebe geht es nicht. Nur wenn ich mein Herz dem anderen öffne, nehme ich ihn wirklich wahr, wie er ist und sogar, wie er werden kann. Und nur dann nehme ihn so an, wie er ist, mit all seinem Licht und Schatten, und richte ich ihn nicht gemäss dem, was ich für gut oder schlecht halte. Eine wirkliche Hinwendung des Therapeuten zu seinem Klienten ist nur in der Liebe möglich. Ohne sie bleibt er ein distanzierter Techniker, der den anderen eher als Objekt sieht, den es zu reparieren gilt. Oder aber ein Therapeut, der mit manchen Aspekten seines Klienten sympatisiert, während er zugleich andere ablehnt, und auf diese Weise eine integrierende heilsame Bewegung im Klienten verhindert. Die Liebe ist die Grundlage allen therapeutischen Handelns.

Ein jeder hat wohl schon einmal die unangenehme Erfahrung gemacht, von einem Arzt behandelt zu werden, der nicht das geringste Interesse an seinem Patienten zeigt, sondern sich allein darauf beschränkt, eine Diagnose zum Zustand des erkrankten Körpers zu stellen, um dann ein entsprechendes Rezept auszustellen. Oder einen Altenpfleger erlebt, der einen Umgang mit den alten Eltern an den Tag legt, die sie zu einer unnützen, eigentlich lästigen Sache degradiert. Oder mit einem Anwalt zu tun gehabt, der nicht das Wohlergehen seines Klienten im Auge hat, sondern dem es nur um das Eskalieren des Konfliktes und die Höhe des Streitwertes geht, um möglichst viel an dem Ganzen zu verdienen. So manch einer hat seinen Beruf schlichtweg verfehlt, weil er einen dienstleistenden Beruf gewählt hat, ohne aber ein warmherziges Interesse an seinen Mitmenschen zu zeigen. Dann nützt es auch nichts, fachlich kompetent zu sein. Gerät der Mensch aus dem Blick, wird es unmenschlich.

So gilt es für den Therapeuten, die Liebe als Basis seines Tuns und seines Seins zu kultivieren. Damit meine ich aber nicht jene klebrige Liebe, die manche Menschen an den Tag legen, mit ständigen Busserln und Umarmungen. Diese verliert ihr Gegenüber aus dem Auge, da sie im Grunde ein eigenes unerfülltes Bedürfnis stillen will. Das ist nicht wirklich Liebe, sondern eher Vampirismus. Es geht also um eine losgelöste Liebe, die nichts für sich will.

Um die Liebe als ein Meta-Gefühl, als eine unpersönliche Liebe zu leben, braucht es von seiten des Therapeuten eine Freiheit seiner eigenen Familie und seiner persönlichen Geschichte gegenüber. Er erlangt sie, wenn er seine in der Vergangenheit unerfüllten Bedürfnisse angeschaut und in sich befriedet hat. Nur so projiziert er sie nicht nach aussen auf seine Klienten, um sie dann dort befriedigen zu wollen.

Darüber hinaus gilt es für den Therapeuten, die Fähigkeit zur reinen Beobachtung entwickelt zu haben und dadurch zu innerer Selbstdistanz fähig zu sein. Diese Fähigkeit gewinnt er beispielsweise mittels der Meditation. Sie hilft ihm, in dieser unpersönlichen Liebe zu verweilen, und auch darin, sich rechtzeitig auf die Schliche zu kommen, wenn er einen Impuls in sich verspürt, um zu verstehen, von wo dieser herrührt.

Die Beziehung zwischen dem Therapeuten und dem Klienten ist bei aller Liebe eine professionelle Beziehung. Der Klient erhält eine therapeutische Dienstleistung und gibt zum Ausgleich Geld. Auch dies macht deutlich, dass es hier um eine Liebe geht, die nicht persönlicher Natur ist. Sie will nichts für sich selbst, sondern ist eine organische Antwort im Menschen auf das Leben selbst. Diese Liebe ist allen und allem gleichermassen zugeneigt. [9]

Ein Mensch mit einer liebevollen Haltung achtet den anderen in seinen Bedürfnissen und zeigt sich wohlwollend, er will das Beste für ihn. Dies drückt sich in unterschiedlichster Art und Weise aus. Vielleicht braucht der eine in genau diesem Moment die Erfahrung, in seinem Schmerz vom Therapeuten gehalten zu werden, während ein anderer einen gewissen Abstand oder sein Alleinsein geachtet sehen will. Die Erfahrung des Klienten, vom Therapeuten einfach so bejaht zu werden wie er ist, wirkt für sich alleine schon normalisierend und heilsam. [10].

Max Frisch machte in einer Tagebuchnotiz eine tiefgehende Reflektion über die Liebe, die ich hier wiedergebe, da mich ihre Wahrheit seit jeher berührt:

> *„Es ist bemerkenswert, dass wir gerade von dem Menschen, den wir lieben, am mindesten aussagen können, wie er sei. Wir lieben ihn einfach. Eben darin besteht ja die Liebe, das Wunderbare an der Liebe, dass sie uns in der Schwebe des Lebendigen hält, in der Bereitschaft, einem Menschen zu folgen in allen seinen möglichen Entfaltungen. Wir wissen, dass jeder Mensch, wenn man ihn liebt, sich wie verwandelt fühlt, wie entfaltet, und dass auch dem Liebenden sich alles entfaltet, das Nächste, das lange Bekannte. Vieles sieht er wie zum ersten Male. Die Liebe befreit es aus jeglichem Bildnis. Das ist das Erregende, das Abenteuerliche, das eigentlich Spannende, dass wir mit den Menschen, die wir lieben, nicht fertigwerden; weil wir sie lieben, solang wir sie lieben. (...)*

---

9 Was eine gute therapeutischen Ausbildung meines Erachtens nach ausmacht, ist, dass sie neben dem Vermitteln von Fachkenntnissen den persönlichen Prozess der Heilung des Schülers sowie ein Wachstum in diese Art der Liebe hinein fördert.

10 Wie sich die Liebe in der zwischenmenschlichen Beziehung zeigt, vertiefe ich in dem Kapitel „Grundlegende Bedürfnisse in einer Beziehung".

Unsere Meinung, dass wir das andere kennen, ist das Ende der Liebe, jedesmal, aber Ursache und Wirkung liegen vielleicht anders, als wir anzunehmen versucht sind – nicht weil wir das andere kennen, geht unsere Liebe zu Ende, sondern umgekehrt: weil unsere Liebe zu Ende geht, weil ihre Kraft sich erschöpft hat, darum ist der Mensch fertig für uns. Er muss es sein. Wir können nicht mehr! Wir künden ihm die Bereitschaft, auf weitere Verwandlungen einzugehen. Wir verweigern ihm den Anspruch alles Lebendigen, das unfassbar bleibt, und zugleich sind wir verwundert und enttäuscht, dass unser Verhältnis nicht mehr lebendig sei.

„Du bist nicht", sagt der Enttäuschte oder die Enttäuschte, „wofür ich Dich gehalten habe."

Und wofür hat man sich denn gehalten?

Für ein Geheimnis, das der Mensch ja immerhin ist, ein erregendes Rätsel, das auszuhalten wir müde geworden sind. Man macht sich ein Bildnis. Das ist das Lieblose, der Verrat. (...)

Du sollst dir kein Bildnis machen, heisst es, von Gott. Es dürfte auch in diesem Sinne gelten: Gott als das Lebendige in jedem Menschen, das, was nicht erfassbar ist. Es ist eine Versündigung, die wir, so wie sie an uns begangen wird, fast ohne Unterlass wieder begehen „

Ausgenommen wenn wir lieben." [11]

11 *Max Frisch:* „Tagebuch 1946-1949" (Suhrkamp Taschenbuch 1148), Frankfurt: Suhrkamp 1985, S. 27-32

8. DER VERWUNDETE HEILER

„Die Klienten kommen zu uns, um uns zu heilen."

Was motiviert einen Menschen, den Beruf des Therapeuten zu ergreifen? Oder sechs Jahre lang die Universität zu besuchen, um Psychologie zu studieren? In der Regel sind es die Wunden der eigenen Lebensgeschichte und ebenso die Wunden der nächsten Familienangehörigen, die einen unbewusst oder bewusst dazu bringen, diesen Weg zu gehen. Wir suchen Heilung für uns oder unsere Lieben und finden sie (hoffentlich) in unserer beruflichen Ausbildung und in der Ausübung der therapeutischen Tätigkeit, zumindest, was die eigene Person angeht.[12] Die Berufung ist immer auch eine eigene. Schon Carl Gustav Jung sprach deswegen vom verwundeten Heiler. Denn es sind gerade die eigenen Wunden, die einen für die Nöte der anderen empfänglich machen. So gilt es für den Therapeuten, die eigenen Wunden zu verstehen und zu heilen.

„Erkenne dich selbst" steht über dem Eingang des antiken Tempels des Orakels von Delphi in Stein gehauen. Was für alle wachen und suchenden Menschen ein Bedürfnis ist, gilt für den Therapeuten in besonderer Weise. Denn sein Beruf ist im Grunde ein Erkenntnisweg. Auf diesem Weg erlangt er ein tieferes Verständnis, nicht nur von sich selbst, sondern auch von seinen Mitmenschen und vom menschlichen Dasein überhaupt. Allmählich wird er zum Menschenkenner. Zugleich entwickelt er ein mitfühlendes Herz.

Ich sage öfters, dass ich meinen Beruf wunderbar finde und ihn mit Leidenschaft ausübe. Aber er ist auch ungemein anspruchsvoll und verlangt viel von mir. Denn um heilend wirken zu können, muss ich meinen eigenen Acker gründlich umgegraben und bestellt haben. Nur dann

12 Ebenso steht hinter dem Ergreifen eines helfenden Berufes oder eines politischen Engagments ursprünglich unbewusst der Wunsch, seinen eigenen Eltern helfen oder sie glücklich machen zu wollen. Dieser Versuch ist allerdings zum Scheitern verurteilt.

bringt er Früchte, um schliesslich aufs Neue umgegraben und bestellt zu werden. Ein Therapeut, der nicht durch einen eigenen Heilungs- und Wachstumsprozess geht, taugt nach meinem Dafürhalten nicht viel. Er sollte dies dringend nachholen. In der Entscheidung, einen heilenden Beruf auszuüben, liegt auch die Verpflichtung inne, ständig an sich zu arbeiten. Dies heisst nicht, dass einer nun pausenlos zur Einzeltherapie rennen muss. Oder dass er erst dann beginnen kann, therapeutisch tätig zu werden, wenn er sein eigenes Haus vollkommen in Ordnung gebracht hat. Dann würde er nämlich nie anfangen. Doch es geht um die Bereitschaft, sich immer weiter zu erkennen, und alles dafür zu tun, um auf seinem Weg heiler zu werden.

So wie alles im Leben zyklisch ist, wechseln sich auch bei jedem Einzelnen unruhige Perioden mit gelassenen Momenten ab. Es sind eher die unruhigen, schwierigen Zeiten, die uns wachsen lassen. Wenn ein Therapeut Probleme hat, die ihn belasten, macht es für ihn mehr Sinn, professionelle Hilfe aufzusuchen. Wieder wird er sich dabei ein bisschen besser kennenlernen. Doch auch die ruhigen, zufriedenen Zeiten sind gut geeignet, etwas für sich zu tun, gerade weil dann kein innerer Leidensdruck da ist und in der Folge eine grössere Offenheit für das, was sich gerade zeigen will.

Unsere grössten Lehrer sind unsere Klienten. Im Umgang mit ihnen erfahren wir uns selbst. In diesem Sinne möge ein jeder Therapeut hoffentlich zumindest einen schwierigen Klienten haben. Unvermeidlich zeigen sich uns dadurch fehlende Fachkenntnisse sowie unsere ungelösten Themen und unerlöste Wunden. Dies geschieht auf zweierlei Weise, zum einen mittels der Inhalte, und zum anders mittels der Beziehung. Wohl jeder Therapeut hat die Erfahrung gemacht, dass in gewissen Zeiten seine Klienten auffallend oft ein ganz bestimmtes Thema angehen wollen. Es scheint fast, dass sie sich verabredet hätten, doch in Wirklichkeit ist es ein Resonanzphänomen hinsichtlich des Therapeuten selbst. Dann geht es beispielsweise mehrfach um den Verlust eines geliebten Menschen. Oder um ein abgetriebenes Kind. Oder um sexuellen Missbrauch. So hat der Therapeut die Gelegenheit, eine eigene Wunde, sei sie persönlicher oder familiensystemischer Art, zusammen mit seinen Klienten zu heilen.

Zum anderen offenbaren sich in der Beziehung zwischen dem Klienten und dem Therapeuten all die eigenen Schwierigkeiten, die einfach nur in dieser aktuellen Begegnung mit dem anderen sichtbar werden, obgleich sie einen historischen Bezug zur eigenen Geschichte haben. Das Thema der Übertragung und Gegenübertragung ist in der Psychologie ein weitgehend erforschtes Terrain, dem zu Recht grosse Bedeutung beigemessen wird. So kann ein Klient, der ständig redet und unfähig ist zuzuhören, manch einen Therapeuten auf die Palme bringen. Und dies vor allem dann, wenn der Therapeut selbst als Kind die Erfahrung gemacht hat, dass seine Mutter ständig von sich redete, ohne sich dabei für ihr Kind zu interessieren. Der innere Ärger, der ihm dann im Kontakt mit dem Klienten hochkommen mag, gilt in Wirklichkeit wohl seiner Mutter. Dieses einfache Beispiel zeigt den Nutzen der Supervision für den Therapeuten, um seine eigene Geschichte von der seiner Klienten zu unterscheiden und von ihr zu trennen. Nur dann kann er dem Klienten in seinem therapeutischen Prozess hilfreich begleiten. Die kontinuierliche Supervision bietet ihm einen Rahmen, sich um seinen eigenen Acker zu kümmern. Mit Hilfe erfahrener Kollegen wird er sich dadurch eigener Themen und Wunden bewusst, die er in der Folge angehen kann, um sie zu heilen. Obendrein lernt er an weiteren Interventionmöglichkeiten für die aktuelle Situation mit seinen Klienten dazu. Dadurch gewinnt er an therapeutischer Kompetenz. Die beste Supervision kann einem allerdings bei weitem nicht soviel beibringen wie das Leben selbst, wenn man sich ihm ganz und gar aussetzt und von ihm lernt.

9. DIE THERAPEUTISCHE GRUNDAUSBILDUNG

„Es braucht einen festen Boden unter den Füssen,
um einen guten Stand zu haben."

Heutzutage fordert die Gesellschaft in ihrer immer weiter voranschreitenden Normierung und Regulierung von Allem und Jedem einen Universitätsabschluss in klinischer Psychologie, um als Psychologe tätig zu werden. Um einen rechtlichen Rahmen für die zahlreichen therapeutisch behandelnden Personen ohne Unidiplom zu schaffen, wurde beispielsweise in Österreich die Kategorie *Lebensberater* eingeführt. Auch wenn diese Bewegung hin zu einer immer stärker regulierten Gesellschaft unaufhaltsam zu sein scheint, wobei starke Interessenverbände für ihr eigenes Wohl auf Kosten anderer kämpfen (man braucht beispielsweise nur die Beziehung der allopatischen Medizin zur homöopatischen zu betrachten), möchte ich doch diese Sichtweise des allein richtigen Weges in Frage stellen. Ich zitiere Carmelo Monedero, Professor für Psychopathologie an der Autonomen Universität von Madrid:

„Die Studenten schrieben sich voller Begeisterung in der Fakultät für Psychologie ein in der typischen Absicht, sich und die anderen zu verstehen. Alsbald wurden sie, ohne jeden Widerstand, davon überzeugt, dass die Psychologie die Wissenschaft vom Verhalten sei, und in vorgeblich wissenschaftlichen Aktivitäten wie der Statistik, der Biologie oder der Psychologie des Erlernens beschäftigt. In kurzer Zeit haben sie derart viele Vorurteile angehäuft, dass sie unfähig geworden sind, was das Verstehen jegliches menschlichen Phänomens angeht. (...) Die Professionellen der Psychologie nehmen in der Regel Abstand von der wissenschaftlichen akademischen Strömung, und dank dem sind sie in der Lage, ihren gesunden Menschenverstand der Lösung psychologischer Probleme zu widmen; zumindest, wenn ihre Etappe in der Fakultät

für Psychologie sie nicht für den Rest ihres Lebens unfähig werden liess, jedweder Thematik psychologischer Art ins Auge zu schauen.“ [13]

Unabhängig vom abgeschlossenem Psychologiestudium oder dem Beherrschen bestimmter therapeutischer Techniken oder Methoden benötigt ein guter Therapeut zumindest eine *mehrjährige therapeutische Grundausbildung* in einem psychotherapeutischen Modell. Warum ist das so wichtig? Es gibt eine ganze Reihe von Gründen:

- Er gewinnt ein Verständnis des Menschen in der Wechselwirkung mit seinem Umfeld, und über dessen Wunden und Pathologien. Neurosen, Obsessionen, Bipolarität, Borderline, Psychosen, multiple Persönlichkeit, dissoziatives oder schizoides Verhalten, Trauma und posttraumatische Verhaltensstörung, all das und vieles mehr gilt es zu verstehen und zu kennen, um es im Fall des Falles in einem Klienten wiedererkennen zu können, denn dieser kommt in aller Regel nicht mit einem Hinweisschild zur Therapie. Nur dadurch kann er angemessen darauf reagieren und auf seinen Klienten eingehen. Und noch viel wichtiger: nur dann kann er seine eigenen Grenzen als Therapeut erkennen und dadurch vermeiden, Schaden anzurichten, indem er sich mit dem Klienten auf ein Terrain begibt, von dem er nichts oder nicht genug versteht.

- Er entwickelt dadurch auch eine einheitliche Struktur des Verständnisses und Denkens sowohl über die interpersonellen als auch die intrapsychischen Realitäten des Menschen, die es ihm ermöglicht, im Laufe der Zeit weitere therapeutische Ansätze und Methoden zu integrieren. Dies bietet ihm kein Psychologiestudium, welches eine bunte Ansammlung verschiedenster Inhalte ist. Damit eine innere Integration verschiedener Ansätze gelingen kann, braucht es zuerst einmal eine gewisse Grundstruktur, die in einen befruchtenden Dialog mit anderen Denk- und Therapiemodellen eintreten kann. Darüber kann es mit der Zeit zu einem Prozess der Integration im

13 Zitiert nach: *Carmelo Monedero*: „Antropologïa y Psychología“; Ediciones Pirámide, Madrid, 1995, Seite 10

Therapeuten kommen. Integration ist eine eigene Leistung; der Betreffende hat über einen längeren Zeitraum hinweg seine Erfahrungen reflektiert, nachgedacht, verstanden und verworfen. Er behält das Beste bei und verabschiedet sich von dem, was er als zu eng, begrenzt oder ineffektiv wahrnimmt. Dies ist qualitativ grundverschieden von einer blossen Anhäufung verschiedener Techniken und Erklärungsmodellen, die von einem Therapeuten erlernt werden, ohne sie zu einem eigenen Ganzen zu integrieren.

- Er erlernt einen ganzen Kanon möglicher therapeutischer Interventionen, die beitragen können, die Wunde des Klienten zu heilen. Obgleich jede psychologische Schule eine andere Auffassung darüber hat, wie der heilende Prozess des Klienten zu gestalten ist, so ist diese Auffassung in sich doch schlüssig. Passend dazu haben sie jeweils geeignete Interventionsmethoden entwickelt, um diesen Prozess zu ermöglichen und in Gang zu halten, bis er zu einem heilenden Abschluss kommt. Dieser Kanon bildet einen Teil des Handwerkzeuges des Therapeuten.

- Die Teilnahme an und Beobachtung eines therapeutischen Prozesses im Klienten über einen längeren Zeitraum hinweg ist von grundlegender Bedeutung. Punktuelle Probleme in der gegenwärtigen Situation eines Klienten lassen sich oftmals in einigen wenigen Therapiestunden lösen. Dagegen brauchen tiefgehende Bewegungen in einem Menschen ihre Zeit, oftmals mehrere Jahre, denn die Seele ist langsam, und der Mensch ist ein komplexes Wesen. Es ist wichtig, dass der Therapeut das eine von dem anderen unterscheiden kann. Nur dann kann er grober Vereinfachung entgehen, die dem Menschen an seiner Seite nicht gerecht wird. Zugleich entsteht daraus eine innere Gelasssenheit. Im Wissen darum, dass „sich die Welt nicht in einem Tag in Ordnung bringen lässt", entgeht der Therapeut der Versuchung, von sich oder von seinem Klienten zuviel zu fordern, was zu einem agressiven Erwartungsdruck führen würde. Dies steht nicht im Widerspruch zu seinem Bemühen, ein effektiver Therapeut zu sein.

- Zugleich mit der therapeutischen Grundausbildung geht ein mehrjähriger persönlicher Prozess einher. Man bestellt seinen eigenen Garten, gräbt ihn manchmal um und pflegt ihn. Es ist die eigene Erfahrung – gerade auch der eigenen Schwierigkeiten, die einem hilft, seine Klienten mit ihren Schwierigkeiten zu verstehen.

10. DAS VERSTÄNDNIS FAMILIÄRER LOYALITÄTEN

„Das Individuum als solches bleibt eindimensional. Seine Tiefe zeigt sich erst im Kontext seiner Familie."

Ich denke, für einen jeden Therapeuten ist es unabdingbar, ein systemisches Verständnis vom Menschen zu entwickeln. Die tiefgehenden Loyalitäten zwischen einem Klienten und seiner Familie sind anders nicht ausreichend wahrnehmbar und verständlich. Dem Menschen sind diese Loyalitäten oder Treue seiner Familie gegenüber selbstverständliche Verhaltensweisen. Wir sind einfach zugehörig, und dies prägt uns. Das ist ganz normal. Erst wenn diese Treue uns unglücklich macht, wird sie zu einem Problem. Man kann dabei zwischen den, dem Klienten oftmals bewussten oder beinahe bewussten Loyaltitäten seinen Eltern gegenüber, die sozusagen sichtbar an der Oberfläche stattfinden, und den unsichtbaren Loyalitäten, die sich in der Tiefe des familiären Unbewusstseins abspielen, unterscheiden.

Die Treue des Kindes zu seinen Eltern manifestiert sich in dessen Wunsch, dass die Eltern glücklich sind. Dieser Herzenswunsch wohnt allen Kindern inne. Zusammen mit der Notwendigkeit, von seinen Eltern geliebt zu werden, ist es dies, was ein Kind am stärksten motiviert und antreibt. Diese beiden Beweggründe spielen sich oftmals einander zu, was sie zu einem für das Kind alles beherrschenden Ziel macht. So kann beispielsweise eine depressive Mutter seinem Kind nicht die notwendige Liebe und Zuwendung geben, die dieses braucht. In der Folge versucht das Kind verzweifelt, seine Mutter glücklich zu machen und damit zugleich die Liebe seiner Mutter zu gewinnen. Es entwickelt vielerlei kreative und intelligente Strategien, um sein Ziel zu erreichen. Vielleicht wird es Klassenbester, vielleicht der Sonnenschein im familiären Heim, vielleicht hyperaktiv oder magersüchtig. Wir alle sind Kinder unserer

Eltern. Doch bislang habe ich noch keinen getroffen, der es wirklich geschafft hat, seine Eltern glücklich zu machen. Kein Kind hat die Macht, das Schicksal seiner Eltern zu ‚verbessern'; und kein Kind kann den Eltern mehr Liebe abtrotzen, als diese ihm geben konnten.

Es stösst an seine Grenzen und kommt in Kontakt mit seiner Ohnmacht. Jene lehrt einen, dieses unmögliche Unterfangen sein zu lassen und Abstand von seinen Eltern zu nehmen, um stattdessen sein eigenes Leben zu leben. In dieser Bewegung wird einer erwachsen.

Wenn die Ablösung und das Abstandnehmen des Sohnes oder der Tochter von seiner Mutter oder Vater nicht oder nur ungenügend stattgefunden hat, und diese sich weiterhin treu dieser „unmöglichen Mission", ihre Eltern glücklich machen zu wollen, hingeben, kommt es in der Folge zu problematischen Verhaltensweisen – von beruflichen Misserfolgen angefangen, über Schwierigkeiten in der Partnerschaft oder die Unmöglichkeit, einen Lebenspartner zu finden, bis hin zu Krankheiten. So kann es für manchen Menschen durchaus eine scheinbar unüberwindliche Grenze darstellen, seine Eltern hinter sich zu lassen und glücklicher als sie zu leben. Denn er erlebt dies in seiner Kinderseele als Treuebruch und Verrat. Und diese Bewegung weg von den Eltern und in sein eigenes Leben hinein ist umso schwieriger, wenn einer in seiner Kindheit wenig an elterlicher Liebe und Fürsorge erhalten hat. Es ist gerade das Gefühl, (noch) nicht genügend bekommen zu haben, das einen an seine Eltern bindet. Denn es bleibt die kindliche Hoffnung, dass man, wenn man nur noch etwas länger an ihrer Seite ausharrt und weiterhin alles versucht, schliesslich doch noch satt wird und all die Liebe erfährt, die man so schmerzlich vermisst hat.

Doch dies ist eine blosse Illusion, die sich nicht erfüllt. Was die Eltern einem geben konnten, haben sie bereits gegeben. Mehr gibt es nicht. In diesem sinnlosen Versuch verliert einer bloss Lebenszeit. Es gilt, innerlich erwachsen zu werden, sich mit dem zu verbinden, was man erhalten hat, und daraus etwas in seinem Leben zu machen.

Im Familienstellen spricht man von der Notwendigkeit, *seine Eltern zu nehmen*. Dies ist ein inneres Zustimmen und Annehmen der Eltern, wie sie waren und wie sie sind. Es ist ein zutiefst heilsamer und kräftigender Vollzug in der eigenen Seele. Doch man kann seine Eltern nur annehmen, wenn man zuvor erst einmal Abstand zu ihnen gewonnen hat. Sonst geht das nicht. Dieser Aspekt wird von manchen Familienstellern ausser Acht gelassen mit der Folge, dass aus einem befreienden Nehmen der Eltern ein Verstärken der fesselnden symbiotischen Beziehung wird.

Die Treue zur Familie als einer eigenständigen Einheit – im Familienstellen Familienseele genannt – drückt sich in vielfacher Weise aus, doch ist in aller Regel völlig unbewusst. Innerhalb einer Familie werden ungelöste Probleme an die Nachkommen gleichsam weitergereicht. Dann kann es vorkommen, dass ein Nachgeborener sich zu einem Grossvater oder einer Tante, einem früh verstorbenen Kind, oder zu einem Opfer oder Täter im Familiensystem unbewusst hingezogen fühlt; und das oftmals ohne dieses Familienmitglied persönlich gekannt zu haben. Doch in seinem Fühlen, Denken und Verhalten spiegelt sich die betreffende Person und das damalige Geschehen auf indirekte Weise wider. Es ist, als ob er sich im falschen Film befände. Man könnte sagen, dass das Familiensystem mittels dieses „Mechanismus“ in der Gegenwart nach Heilung des Vergangenen sucht. Dies geschieht auf Kosten des Wohlergehens des Nachkommens, der loyal an einer vergangenen Last trägt, ohne sie zu verstehen. Dann kommt es vor, dass dieser einen Therapeuten aufsucht, um seine *aktuellen* Probleme zu lösen. Doch nur im sich Bewusstwerden dieser persönlichen Verbindungen zu vergangenen Personen und Ereignissen seiner Familie gewinnt einer seine Freiheit für einen eigenständigen Weg wieder. Zugleich ist es gerade dieses bewusste Anerkennen des damals Geschehenen und der daran beteiligten Personen durch diesen Nachkommen, das eine lösende und heilende Wirkung im Familiensystem entfaltet.

11. ZUM THEMA TRAUMA

„Eine integrative Traumatherapie muss Werkzeuge zur Identifikation, zum Verständnis und zur Behandlung der Auswirkungen von Traumata auf Körper und Psyche nutzen. Das eine ohne das andere zu heilen, ist nicht möglich."

Babette Rothschild

Ich widme dem Thema Trauma ein Kapitel in diesem Buch, weil ich es für ein wesentliches Element im therapeutischen Wirken halte, dem in manchen Ausbildungen ungenügend Aufmerksamkeit gewidmet wird. Dabei sind es gerade traumatische Erlebnisse, die mit die tiefsten Wunden in einem Menschen hinterlassen.

Allerdings ist mir auch bewusst, dass es in der Therapie Modeerscheinungen gibt, die plötzlich geradezu inflationär auftreten, und wo mit einem Mal allerortens sexueller Missbrauch, psychologische Misshandlung und sonstige Traumata „entdeckt" werden. Diese Etikettierung schafft in manchen Fällen erst das Problem und stempelt den Klienten in der Folge zu einem Opfer ab. Der hat dann alle Hände voll zu tun, um sich von solchen Diagnosen zu befreien und zurück zu einem unbeschwerten Leben zu finden.[14] Etwas anderes ist die Lage bei Menschen, deren Alltagsleben durch die Folgen erlittener Traumata eindeutig beeinträchtigt ist, und deswegen professionelle Hilfe aufsuchen.

14 Wenn wir die Worte, mit denen wir Probleme und Schwierigkeiten beschreiben, einfach seinlassen, existieren eine ganze Reihe sogenannter Probleme nicht. Dieses Nichtbenennen ist eine machtvolle Disziplin, um sich scheinbarer Probleme zu entledigen.

Man kann zwischen vier verschiedenen Arten von Trauma unterscheiden:

- Beim Existenztrauma geht es um lebensbedrohliche Situationen, bei denen unmittelbar Todesgefahr und Todesangst erlebt wird. Sei es durch eine reale oder wahrgenommene Bedrohung des eigenen Lebens oder der körperlichen Unversehrtheit, oder sei es durch das Miterleben von Gewalttaten, denen andere Menschen zum Opfer fallen.

- Ein Verlusttrauma entsteht vor allem beim plötzlichen Tod eines nahestehenden Menschen, oder aufgrund einer abrupten fortdauernden Trennung von jemandem, zu dem eine intensive emotionale Bindung besteht.

- Ein Bindungstrauma entsteht, wenn das Urbedürfnis eines Kindes nach emotionaler Bindung, also nach Liebe, Halt und Geborgenheit, von den Eltern nicht erfüllt wird, und sich diese dem Kind gegenüber unzugänglich, ablehnend oder gar missbrauchend verhalten. Dadurch ist es für das Kind unmöglich, eine sichere Bindung an seine Eltern zu erreichen.

- Ein Bindungssystemtrauma entsteht, wenn ein ganzes Familiensystem, eine soziale Gruppe oder ein Gesellschaftssystem unter dem Einfluss von traumatischen Ereignissen steht, in die Mitglieder des Systems verwickelt wurden. Dazu gehören zum Beispiel Krieg, Mord, extreme Gewalt oder Inzest. Dabei stehen auch die unschuldigen Mitglieder dieser Systeme unter dem Einfluss dieser Ereignisse, da sie von ihrem System abhängig sind.

Traumatische Ereignisse sind oftmals solche, bei denen etwas zu viel oder zu schnell geschieht und einem kein Ausweg offenbleibt, obwohl er/sie sich in Gefahr fühlt. Sie sind begleitet von Gefühlen der Hilflosigkeit und schutzloser Preisgabe. Dies kann eine reale Gefahrsituation sein oder ein subjektiv so empfundener Zustand, der einem innerlich gleichsam den Boden unter den Füssen wegzieht. In diesem Moment dissoziiert der Betroffene, weil seine augenblicklichen seelischen Verarbeitungsmöglichkeiten überfordert sind; ein Teil von sich nimmt einen anderen nicht mehr wahr, beispielsweise gewisse Gefühle oder den eigenen Körper. Dieser Überlebensmechanismus, der uns allen eigen ist, führt zu einer momentanen inneren Abspaltung gewisser Erfahrungen. Doch wenn es nicht zu einer erneuten Integration dieser dissoziierten Anteile in der Person kommt, nachdem die Gefahrsituation vorbei ist, führen diese „erstarrten Traumafiguren" im Betroffenen ein Eigenleben und machen sich noch Jahre und Jahrzehnte später bemerkbar. Man könnte sagen, dass gewisse Anteile der Person in einer Zeitschleife verbleiben, in der sie die damalige Gefahrensituation immer noch erleben und darauf reagieren. Diese fortbestehende Dissoziation, diese seelische Abspaltung ist wohl das entscheidende Merkmal, dass Menschen eine Traumatisierung erlebt haben.

Es kann je nach Situation zu einer **einmaligen** traumatischen Erfahrung des Betreffenden kommen, wie durch einen Überfall oder einen Autounfall, oder aber zu **wiederkehrenden** traumatischen Erfahrungen, wie bei wiederholtem sexuellem Missbrauch oder fortwährenden Gewalterfahrungen im Elternhaus. Es gibt allerdings auch ein **akkumulatives** Trauma, das leicht übersehen wird. Bei diesem erscheint das einzelne Ereignis als solches fast unbedeutend, doch dessen Wiederholung über einen längeren Zeitraum hat eine gleichermassen traumatisierende Wirkung auf den Betroffenen. Dies geschieht vor allem während der Kindheit, denn je kleiner ein Kind ist, umso weniger Möglichkeiten hat es, solche Situationen zu bewältigen, ohne sie innerlich abzuspalten. Im Falle der fortwährenden Vernachlässigung eines Kindes durch seine Eltern beispielsweise oder eines unvorhersehbaren, hysterischen Verhaltens eines Elternteils kann dies zum oben genannten Bindungstrauma führen.

Da einem die traumatischen Erlebnisse und die daraus resultierenden Wunden zumeist in Kontakt mit einer anderen Person zugefügt worden sind, machen sich diese vor allem innerhalb der menschlichen Beziehungen bemerkbar, vor allem dann, wenn irgendetwas in der aktuellen Situation an das damalige Geschehen erinnert – mittels der sogenannten *trigger* oder Auslöser. Einhergehend damit treten eine Reihe von körperlichen Symptomen auf. Zu den typischen Folgen zählen:

- das Wiedererleben des traumatischen Ereignisses in unterschiedlichen sensorischen Formen, die sogenannten *flashbacks*.

- eine chronische übermässige Erregung des autonomen Nervensystems, wie starkes Herzklopfen, kalter Schweissausbruch, Erblassen, beschleunigtes Atmen, Hypervigilanz, Panikattacken oder Schreckhaftigkeit.

- das (oftmals unbewusste) Vermeiden aller Dinge und Umstände, die an das erlittene Trauma erinnern.

Je nach Intensität der Folgeerscheinungen spricht man von posttraumatischem Stress oder von einer komplexen posttraumatischen Belastungsstörung (PTBS), bei der die Funktionstätigkeit des Betroffenen in seinem Alltag deutlich eingeschränkt ist. Für die Heilung von Traumata im therapeutischen Rahmen gilt es, allmählich verschiedene Etappen der Traumabehandlung zu durchlaufen: Stabilisierung, Distanzierung, Traumaexposition, Trauerarbeit und Integration. Diese Etappen sind keine lineare Abfolge, sondern ein behutsames Vor- und Zurückgehen mit dem Klienten. Die Heilung von erlittenen Traumata geschieht in kleinen Schritten und in einem gemächlichen Tempo, um ein erneutes Überwältigtwerden des Klienten durch das damalige Erlebte zu vermeiden.

In den letzten Jahren sind Techniken zur Traumaheilung wie somatic experience, EMDR oder brainspotting populär geworden. Doch jede Technik hat ihre Stärken und Schwächen, und was bei einem Klienten wirkt, schlägt bei einem anderen fehl. Hilfreicher als jegliche Technik ist ein grundlegendes Verständnis von seiten des Therapeuten. Damit kann er seinem Klienten gerecht werden und seine Vorgehensweise besser auf dessen spezifische Situation abstimmen, anstatt ihn in ein starres Behandlungskonzept zu zwängen.

Einen umfassenden Überblick über die Behandlung und Heilung von Traumata zu geben, würde den Rahmen dieses Buches sprengen. Ich kann nur empfehlen, sich mit diesem Thema vertiefend auseinanderzusetzen. Dies kommt den zahlreichen Klienten zugute, die oftmals an den Folgen von Traumata leiden, ohne dass diese rechtzeitig erkannt und angemessen behandelt werden. [15]

15 In der umfangreichen Literatur zum Thema Trauma möchte ich folgende Autoren empfehlen: Peter Levine, Luise Reddemann, Franz Ruppert, Barbara Rothschild, Onno van der Hart.

III. DIE THERAPEUTISCHE BEZIEHUNG

„Die Grundlage der menschlichen Existenz ist eine zweifache und doch eine einzige – der Wunsch jedes Menschen, von den anderen als das bestätigt zu werden, was er ist, oder sogar als das, was er werden kann; und die angeborene Fähigkeit des Menschen, seine Mitmenschen in dieser Weise zu bestätigen."

Martin Buber

Wir brauchen einander, der Mensch ist ein soziales Wesen. Ein Mensch ohne jeden Kontakt zu einem Gegenüber verkümmert und stirbt. Unser Umfeld ist für uns lebensnotwendig. Und nur im Kontakt mit dem anderen erkennen wir uns selbst. Martin Buber betont im obigen Zitat die existenzielle Bedeutung des menschlichen Sich-einander-Begegnens. Jeder Mensch hat grundlegende Bedürfnisse im Kontakt mit seinen Mitmenschen, von deren Erfüllung die Qualität der Beziehung abhängt. Dies ist gerade für die Beziehung zwischen dem Therapeuten und Klienten von grösster Wichtigkeit, da diese wesentlich für die Heilung der Wunden des Klienten ist.

12. GRUNDLEGENDE BEDÜRFNISSE IN EINER BEZIEHUNG

„Es ist die Beziehung, die heilt.“

Carl Rogers

In der mitmenschlichen Begegnung hat ein jeder seine Bedürfnisse, von deren Erfüllung es abhängt, ob eine Beziehung als bereichernd, belanglos oder schädlich erlebt wird. Während diese Bedürfnisse für uns bei oberflächlichen Begegnungen nicht von übermässiger Bedeutung sind, so werden sie uns ganz wichtig, wenn es um uns nahe oder wichtige Menschen geht, seien es Freunde, unser Lebenspartner, Familienangehörige, Leitfiguren oder eben auch unser Therapeut. Welche sind diese grundlegenden Bedürfnisse, die wir in der Beziehung zu unseren Mitmenschen erfüllt wissen wollen? Es mag unendlich viele geben, doch lassen sich die allermeisten in den nachfolgenden Bedürfnissen zusammenfassen. Auch wenn ich sie hier im Kontext der therapeutischen Beziehung betrachte, gelten sie durchaus allgemein. Die Reihenfolge ist willkürlich und stellt keine Werteskala dar. [16]

- Zuvorderst steht wohl das Bedürfnis nach Sicherheit, und dies betrifft sowohl die körperliche wie auch die emotionale Unversehrtheit. Sicherheit ist ein Gefühl, zugleich offen und verletzlich als auch in Harmonie mit dem anderen zu sein. Dazu bedarf es eines achtungsvollen Handelns von seiten des Therapeuten, das nicht beschämend ist, und keine Gefahr für den Klienten darstellt.

- Es ist uns ein Bedürfnis, sich von einem Menschen angenommen zu fühlen, der als beständig, vertrauenswert und schützend wahrgenommen wird. Dadurch gewinnt die Beziehung an Konstanz und gibt

16 Ergebnis eines Forschungsprojektes des Institute for Integrative Psychotherapy, New York. Siehe: Richard Erskine: „Beyond Empathy“

einem das Gefühl, festen Boden unter den Füssen zu haben. Dies trägt in der Folge dazu bei, dass die therapeutische Beziehung als verlässlich, stabil und vertrauensvoll erlebt wird.

- Ein Bedürfnis ist die Bestätigung des eigenen Erlebens durch jemanden, der Ähnliches erlebt hat. Dies gilt nicht nur für die eigenen Erfahrungen, sondern ebenso für die eigenen Gedanken und Fantasien. Man fühlt sich dadurch vom Anderen verstanden. Hier kann das Preisgeben einer persönlichen Erfahrung von seiten des Therapeuten von Nutzen sein, sofern sie sorgfältig ausgewählt und sinnstiftend für den Klienten ist.

- Für jeden ist es wichtig, in einer Beziehung seine Einzigartigkeit auszudrücken und diese vom anderen anerkannt und geachtet zu erleben. Diese selbstgewählte Definition von einem selbst zeigt sich anhand persönlicher Vorlieben, Haltungen, Interessen und Ideen. Diese wollen vom Therapeuten geachtet werden, selbst wenn er nicht mit ihnen einverstanden sein sollte, so dass es zu keiner Zurückweisung oder Beschämung des Klienten kommt.

- Ein jeder hat das Bedürfnis, sich in der Beziehung wertgeschätzt, bestätigt und wichtig zu fühlen. Wir brauchen es, von unserem Gegenüber gesehen und ernstgenommen werden. Dazu bedarf es nicht allein einer verbalen, sondern auch einer affektiven Antwort des Therapeuten auf die Gefühle seines Klienten, die diesen in seinen Empfindungen bestätigen.

- Es ist einem ein Bedürfnis, den anderen in dessen Innerem zu berühren und eine Spur in ihm zu hinterlassen. Dies zeigt sich in der Erfahrung, dass mein Gegenüber sich durch meine Präsenz und vom eigenen Erleben bewegen lässt, gleich einer Saite, die in Schwingung versetzt wird. Ein Therapeut, der im Einklang mit seinem Klienten ist, antwortet mit Mitgefühl auf dessen Traurigkeit oder Trauer, vermittelt ihm ein Gefühl der Sicherheit und des Schutzes, wenn er verängstigt ist, nimmt ihn ernst, wenn er wütend ist, und freut sich mit ihm, wenn dieser etwas zu feiern hat.

- Wir brauchen es manchmal, dass der andere die Initiative übernimmt und den ersten Schritt macht. Dies kann zum Beispiel mittels einer Frage, einer Einladung oder eines Anrufes geschehen. Dieser erste Schritt von seiten des Therapeuten kann wesentlich dazu beitragen, eine therapeutische Beziehung herzustellen, bestätigt dies dem Klienten doch zugleich die Wichtigkeit der Beziehung für den Therapeuten.

- Es ist uns ein Bedürfnis, Liebe auszudrücken. Dies tun wir beispielsweise, wenn wir dem anderen unsere Dankbarkeit ausdrücken, uns ihm herzlich zeigen oder auch, wenn wir gerne etwas für ihn tun. Dieses Bedürfnis erfüllt sich, wenn der andere diesen Ausdruck der Liebe dann auch wahrnimmt, wertschätzt und annimmt. Ein solches Handeln des Klienten als Versuch der Manipulation abzutun, wie es in manchen therapeutischen Schulen gelehrt wird, verengt den Blick und ignoriert, dass es einfach Ausdruck eines zutiefst menschlichen Bedürfnisses sein kann.

Es ist interessant, dass in diesem Resumée der grundlegenden Bedürfnisse innerhalb einer Beziehung nicht als ein eigener Punkt aufgelistet ist, *Liebe zu empfangen*. Denn was würde Liebe im Praktischen bedeuten? Es ist doch gerade das angemessene Eingehen des anderen auf unsere oben beschriebenen Bedürfnisse, das wir als Liebe erfahren!

Im Wahrnehmen und dem achtvollen Umgang mit den Bedürfnissen des Klienten manifestiert sich die liebevolle Haltung des Therapeuten. Dies ist für die Beziehung zwischen dem Therapeuten und Klienten von grösster Wichtigkeit. Denn gerade die Erfahrung, die der Klient in der Beziehung mit seinem Therapeuten macht, kann ein wesentlicher Beitrag für die Heilung der Wunden des Klienten sein.

13. ÜBER EMPATHIE SOWIE DAS ANGEMESSENE TEMPO

„Die Kunst besteht darin, gelegentlich in die Haut des anderen schlüpfen zu können, ohne in ihr verloren zu gehen."

Empathie ist die Fähigkeit, sich in die Haut des anderen zu versetzen und dessen Körperempfindungen, Gefühle und Gedanken wahrzunehmen. Sie ist allen Menschen eigen, wobei sie bei jedem unterschiedlich stark entwickelt oder auch verkümmert ist. So kann in einer hartherzigen Umwelt einem Kind die Empathie tatsächlich für den Rest seines Lebens ausgetrieben werden. Dagegen haben manche Menschen diese Fähigkeit hochgradig entwickelt bis hin zu einem nahezu telepathischen Sinn. Ein jeder kennt diese empathische Erfahrung mit seinen Mitmenschen, sie gleichen dem spontanen Wahrnehmen dessen, was bei dem anderen in der Tiefe vorgeht, jenseits von Worten und Maskeraden. Gleich einem Muskel kann man die eigene empathische Fähigkeit durchaus trainieren und entwickeln. Die Erfahrung des Stellvertretens bei Familienaufstellungen trägt beispielsweise dazu bei.

Die Neurobiologie hat im Gehirn die sogenannten Spiegelneuronen, die sich im vorderen Bereich des Kortex befinden, als die körpereigene Instanz ausgemacht, welche Empathie ermöglichen. Vielleicht wäre es gar nicht so falsch, diese als ein weiteres Sinnesorgan zu verstehen, das den Menschen mit einem empathischen Sinn ausstattet und ihm genau wie die anderen Sinne dazu dient, seine Umwelt wahrzunehmen, gleich dem Gehörsinn, Tastsinn, Geruchsinn, Gleichgewichtssinn, etc.

In der Therapie bedarf es eines steten Einklangs und eines sich Einlassens von seiten des Therapeuten, der die Bedürfnisse seines Klienten erkennt, wertschätzt und damit zugleich normalisiert. Der Einklang beginnt mit der Empathie, das heisst, sensibel zu sein bezüglich der Empfindungen des anderen, seinem inneren Tempo, seinem augenblicklichen Zustand und den aktuellen Moment seiner Entwicklung, und wohlgesonnen darauf zu reagieren.

Einige Menschen sind schnell, andere gemächlich, manche langsam. Und auch dies verändert sich je nach Situation[17]. Es gilt, das jeweilige innere Tempo des Klienten wahrzunehmen und sich ihm anzupassen. Meistens ist der Therapeut eher zu schnell, bei einigen wenigen Klienten kann er diesen auch langweilen oder ihn gar ungeduldig werden lassen, wenn er zu langsam vorgeht. In der Therapie macht es keinen Sinn, schneller voranzugehen als der Klient, denn dann kann dieser dem Prozess nicht mehr folgen. In der Traumatherapie ist das Verlangsamen des therapeutischen Prozesses, wenn es um die Erinnerungen an die traumatischen Ereignisse geht, sogar ein entscheidendes Element. Dadurch wird ein erneutes emotionales Überwältigtwerden des Klienten vermieden.

Es gibt Momente im Leben, an denen einer fest und solide dasteht, und andere, bei denen er das Gefühl hat, gleichsam den Boden unter den Füssen weggezogen zu bekommen. Nicht immer hat der Therapeut die bezüglichen Informationen zur aktuellen Lage des Klienten. Doch er kann sich in ihn hineinversetzen und dessen inneren Zustand erspüren. Ist er ruhig und gelassen oder aber angespannt, brodelt es in ihm, ist er traurig oder gar voller Angst? Dank diesem Erfassen dessen, was in seinem Klienten vorgeht, kann der Therapeut gegebenenfalls nachfragen und so angemessen auf ihn eingehen. Denn geht es in manchen Momenten darum, mit dem Klienten zusammen dessen inneren Dämonen ins Antlitz zu schauen, kann es zu einem anderen Zeitpunkt das einzig Richtige sein, einfach nur beruhigend und stützend an seiner Seite zu verweilen.

Der Mensch ist ein organisches Wesen. Wie alles in der Natur wächst und verändert er sich allmählich. Man kann von einem frisch gepflanzten Setzling keine Früchte erwarten. So gilt es auch in der Therapie wahrzunehmen, an welchem Punkt der Entwicklung der Klient in seinem

17 Es gibt dazu einen schönen Roman von Sten Nadolny: „Die Entdeckung der Langsamkeit".

Heilungsprozess gelangt ist. Nur dadurch kann man vermeiden, ihn mit zu diesem Zeitpunkt unangebachten therapeutischen Interventionen zu überfordern oder zu verfehlen. Ich möchte dazu ein Beispiel geben:

Wenn jemand einen geliebten Menschen verliert, beginnt in ihm ein Prozess des Trauerns und Abschiednehmens. Neben der Traurigkeit und dem Abschiedsschmerz kommen zahlreiche Erinnerungen und starke, manchmal widerstreitende Gefühle hoch. All dies wühlt einen innerlich auf und braucht seine Zeit, bis es zur Ruhe kommt. Allein in seiner Stube wird keiner mit seinem Verlust fertig. Um trauern zu können, bedarf es der Begleitung mitfühlender Mitmenschen, die zuhören und Trost geben. Gelingt es dem Betroffenen auf diese Weise zu trauern, Ist das innere Erleben der ersten Monate intensiv, um dann mit der Zeit nachzulassen. Allmählich kommt die Trauer zu ihrem Ende, oftmals nach dem Begehen des ersten Jahrestages.

In einer Therapie macht es dementsprechend einen grossen Unterschied, ob jemand seine Trauer zum Ausdruck bringt, wenn gerade einmal drei Monate seit dem Tod des Angehörigen vergangen sind, oder wenn dies noch nach drei oder dreissig Jahren der Fall ist. Beidesmal zeigt sich Trauer. Doch während es im ersten Fall angebracht ist, begleitend der Traurigkeit des Klienten Raum zu geben, da diese oftmals von der Gesellschaft wenig toleriert wird („weine nicht länger...“), gilt es im zweiten Fall nachzuforschen, was den Klienten in seiner Trauer verharren lässt. So kann es sein, dass zum Zeitpunkt des Verlustes einfach keiner da war, um ihn in seiner Trauer zu begleiten, und diese dadurch nicht zu einem Ende kommen konnte. Doch ebenso ist es möglich, dass sich hinter der Trauer eher nachtragende und ärgerliche Gefühle und Gedanken verbergen, die, vom Therapeuten konfrontiert, ans Licht kommen. Möglicherweise ist es eine Mischung aus beiden.

Der Klient kann in einer therapeutischen Sitzung immer nur bis zu einem bestimmten Punkt gelangen. Das ist das maximale, was in diesem Moment möglich ist. Die tiefgehenden inneren Bewegungen vollziehen sich allmählich, die Seele ist langsam. Es macht als Therapeut keinen

Sinn, weitergehen zu wollen in dem Versuch, den Fluss gleichsam anzuschieben. Der Klient bestimmt das Tempo. Zugleicht habe ich es an mir selbst erlebt und in anderen beobachtet – und es fasziniert mich immer aufs Neue –, dass es manchmal möglich ist, in einigen wenigen therapeutischen Erfahrungen tiefgehende alte Wunden zu desinfizieren und zum Abheilen zu bringen.

14. DIE VERSCHIEDENEN LEBENSALTER IM KLIENTEN

"Vermeiden Sie, jenem Drama, das zwischen Eltern und Kindern
immer ausgespannt ist, Stoff zuzuführen;
es verbraucht viel Kraft der Kinder und zehrt die Liebe der Alten
auf, die wirkt und wärmt, auch wenn sie nicht begreift.
Verlangen Sie keinen Rat von ihnen und rechnen Sie nicht mit
Verständnis; aber glauben Sie an eine Liebe, die für Sie
aufbewahrt wird wie eine Erbschaft, und vertrauen Sie,
das in dieser Liebe eine Kraft ist und ein Segen,
aus dem Sie nicht herausgehen müssen,
um ganz weit zu gehen!"

Rainer Maria Rilke [18]

Ein erwachsener Mensch ist nicht nur ein Erwachsener. Er trägt in sich seine Lebensgeschichte, in der sich die verschiedenen Etappen seiner Entwicklung widerspiegeln. So finden sich in einem Menschen all seine Erinnerungen und Prägungen wieder, die ihn unmittelbar mit seinen unterschiedlichen Lebensaltern verbinden – von der Empfängnis bis zum heutigen Tag. Es braucht dann nur einen passenden Auslöser in der Gegenwart, um die eine oder andere vergangene Szene zum Leben zu erwecken und sie manchmal richtiggehend wiederzuerleben.

Man sagt dann, dass der Betreffende in Regression sei, „zurückgegangen" zu einem bestimmten Lebensalter mit den dazugehörigen Gefühlen,

18 Alle Zitate Rilkes in diesem Buch sind seinem Werk „Briefe an einen jungen Dichter" entnommen.

Gedanken und Verhaltensweisen. Wir alle regredieren regelmässig, und das wohl täglich.

In der Regel sind diese Regressionen kurzfristig, es gibt aber auch Menschen, die die meiste Zeit in einem regressiven Zustand leben. Es sind bestimmte alltägliche Momente, die in einem sozusagen den entsprechenden Knopf drücken, und so eine Regression auslösen. Im Kontakt mit einer Autorität, beispielsweise einem Vorgesetzten im Beruf, kann es vorkommen, dass sich einer plötzlich klein fühlt, oder aber rebellisch wird. Innerlich wird er zum furchtsamen Kind oder zum aufbegehrenden Jugendlichen. Dies geschieht ihm unwillkürlich, und es ist nicht einfach ein Erinnern von Vergangenem. Im Gegenteil, oftmals ist sich einer gar nicht der Beziehung zwischen der aktuellen Situation und vergangenen Szenen seines Lebens bewusst.

Auch die eigenen Eltern, Arbeitskollegen, ein Nachbar, die Schwiegermutter, und vor allem der Lebenspartner können in uns die eine oder andere Regression auslösen. Die Mehrzahl der Konflikte in einer Paarbeziehung finden eigentlich nicht zwischen den beiden Partnern statt, sondern im Grunde zwischen einem Partner und dessen Mutter oder Vater. Dieser Konflikt wird dann sozusagen mit dem Partner inszeniert und so in die Gegenwart gebracht, wo er eigentlich nichts zu suchen hat. Denn in Wirklichkeit geht es um ein inneres Kind oder einen inneren Jugendlichen, manchmal auch um einen inneren jüngeren Erwachsenen, dem noch eine ehedem empfangene Wunde schmerzt. Wir regredieren in ein Lebensalter, in welchem ein grundlegendes Bedürfnis in Beziehung mit einem uns wichtigen Menschen von diesem damals nicht erfüllt wurde. Eine Regression ist im Grunde ein Bedürfnis nach Heilung.

So schwanken wir im Alltag zwischen kindlichen, jugendlichen und erwachsenen Bewusstseinszuständen hin und her. Gelingt es uns, in der Gegenwart zu leben, sind wir in unserem realen Lebensalter. Wir sind frei. Doch dazu braucht es, dass wir unsere persönliche Geschichte integriert haben.

Vor kurzem sagte mir eine Klientin – eine Frau in den Vierzigern –, wie wichtig es für sie gewesen sei, in ihrer letzten Familienaufstellung „nein" zu ihrer Mutter gesagt und sie von sich weggestossen zu haben. Jahrelang habe sie in der Therapie ein ums anderemal die traumatischen Ereignisse ihrer Kindheit bearbeitet, um dann im Alltag doch immer wieder in einen kindlichen Bewusstseinszustand zurückzufallen. Doch seit der Erfahrung in dieser Aufstellung fühlt sie sich eher als Jugendliche, wenn sie regrediert. Sie lerne jetzt, anderen Menschen Grenzen zu setzen, indem sie häufiger nein sagt, und fühle sich selbständiger und weniger abhängig. Ich erzähle dies hier, weil es zeigt, dass ein Klient manchmal eine innere Entwicklung nachholen muss und dabei keine wesentliche Etappe auslassen kann.

So gilt es als Therapeut, sensibel zu sein für das innere Alter, das sich in seinem Klienten gerade zeigt, sowie für den Moment seiner inneren Entwicklung. Dadurch kann er angemessen darauf eingehen, ansonsten verfehlt er seinen Klienten. Während die Arbeit mit dem sogenannten „inneren Kind" eine feste Grösse in den meisten therapeutischen Verfahren ist, ist vom „inneren Jugendlichen" wenig die Rede. Dabei ist gerade dieses Alter so wichtig, um sich selbst zu finden, eine Autonomie bezüglich seiner geliebten Bezugspersonen zu gewinnen und sich aus symbiotischen Beziehungen zu verabschieden! So manchem Menschen habe ich deshalb in meinen Kursen gesagt: „Wenn ich ein Arzt wäre, würde ich Ihnen jetzt ein Rezept schreiben: zweimal täglich eine Dosis Egoismus." [19]

19 Dieses „Rezept" ist natürlich kontraindiziert für narzissistisch veranlagte Menschen, wo es deren krankmachende Dynamik nur weiter verstärken würde. Dabei ist es egal, ob es sich um den offensichtlichen konvexen oder den eher versteckten konkaven Narzissismus handelt.

15. MYTHEN DER THERAPIE

"Es gibt nur zwei grenzenlose Dinge, das Universum und die menschliche Dummheit."

Albert Einstein

Im Laufe der Zeit bin ich regelmässig gewissen Aussagen begegnet, die im therapeutischen Umfeld kursieren. Manchmal werden sie von einem Klienten geäussert, manchmal jedoch auch von dem einen oder anderen Kollegen. Für mich sind es Missverständnisse oder unreflektierte Glaubenssätze, die jedoch einen schädlichen Einfluss in der therapeutischen Beziehung entwickeln können. Ich nenne sie *Mythen der Therapie.* Einigen von ihnen möchte ich hier eine Beschreibung widmen:

„Der Klient will sich gar nicht verändern."

Natürlich kann es sein, dass jemand nur deswegen zur Therapie kommt, weil sein Ehepartner ihn vor die Wahl gestellt hat: „Entweder machst du Therapie, oder ich trenne mich von dir!" Dann ist die Motivation keine eigene, und die Therapie hat lediglich eine Alibifunktion. Doch in der Regel kommen die Klienten, weil sie einen leidvollen Zustand beenden oder eine Schwierigkeit bewältigen wollen. Sie bemühen sich ernsthaft um eine Lösung, oftmals über einen längeren Zeitraum. Manche von ihnen haben schon mehrere Therapien gemacht oder verschiedene Methoden ausprobiert, viel Geld und Zeit investiert. Jahre gehen ins Land, doch die Veränderung bleibt aus. In solch einer Situation kommt es gelegentlich vor, dass ein Therapeut denkt oder sogar offen ausspricht: „Dieser Klient will sich gar nicht verändern", oder: „Sein Problem ist sein Laster, das er nicht lassen will", oder: „Wenn er sich nicht verändert, liegt das an seinem mangelnden Willen."

Was ist hier los? Zum einen fühlt sich der Therapeut frustriert. Er hat sich um den Klienten bemüht, sein Bestes gegeben und merkt, dass es bisher vergebens war. Das Problem hat sich im Prinzip nicht verändert, alles ist beim Alten geblieben. Zum anderen ist er an die Grenzen seiner Kenntnisse angelangt. Jeder Mensch ist ein komplexes Wesen, seine innere Welt ist so gross und vielfältig wie der Planet, auf dem wir leben. Der Therapeut hat den Klienten mit seinen Wunden gemäss des Verständnisses behandelt, das ihm sein oder seine therapeutischen Modelle vermittelt haben, die er mit der Zeit erlernt hat. Doch jedes therapeutische Modell hat seine Grenzen und obendrein eine vereinfachende Tendenz, die macht, dass alles scheinbar in die gleiche Schublade passt, auch wenn dem nicht so ist. Es kann also schlichtweg sein, das der Therapeut nicht genug weiss, um seinem Klienten zu helfen. Anstatt sich seine Frustration und seinen Mangel an Kenntnissen einzugestehen, ist es einfacher für ihn, dem Klienten seinen ‚Widerstand' vorzuwerfen. Der muss jetzt nicht nur mit seinem Problem, sondern obendrein mit der arroganten Schuldzuweisung seines Therapeuten fertigwerden. Dabei trägt er oftmals eh schon ein Schuldgefühl mit sich herum, weil er sich selber vorwirft, dass sich seine Situation trotz all seiner Bemühungen nicht wesentlich verändert hat. Dass dies therapeutisch kontraproduktiv ist, liegt auf der Hand.

Dazu zwei Bemerkungen: Jegliche psychologische Struktur, die ein Mensch in sich geschaffen hat, hat einen ursprünglich bewahrenden, schützenden und stabilisierenden Sinn, auch wenn sie mit der Zeit eine beschränkende oder gar destruktive Wirkung auf einen haben mag. Der sogenannte ‚Widerstand des Klienten', eine Struktur oder ein Verhalten zu verändern, ist immer in seinem Wohlergehen motiviert und will ernstgenommen werden. „Verstehe mich, bevor du mich verändern willst", ist ein Grundbedürfnis eines jeden Klienten.

Zum anderen soll man niemals erwarten, dass die gleiche Intervention oder therapeutische Technik bei verschiedenen Klienten zum gleichen Ergebnis führt. Vielleicht liegt der Misserfolg am falschen Zeitpunkt, an der Wahl oder an der Anwendung der jeweiligen therapeutischen Intervention. Möglicherweise gilt es, etwas Neues für diesen Klienten zu entwickeln und auf diese Weise auf dessen einzigartige Wirklichkeit einzugehen.

„Der Therapeut weiss, was zu tun ist."

Diese Aussage habe ich immer mal wieder von dem einen oder anderen meiner Klienten in der Einzeltherapie zu hören bekommen. Wenn diese wüssten, wie es im Inneren eines Therapeuten bestellt ist! Da wo sie sich einen sicheren Führer durch das Labyrinth ihrer inneren Wirklichkeit vorstellen, der weiss, wo es lang geht, um wohlbehalten ins „gelobte Land" zu kommen, haben sie in Wirklichkeit einen Spezialisten an ihrer Seite, der oftmals genauso im Dunkeln tappt wie sie. Hatte Moses seinen Glauben in die Führung Gottes, so habe ich als Therapeut das Grundvertrauen in die Kraft der Heilung, die jedem Menschen innewohnt.

Natürlich stimmt es, dass ein Therapeut viel über die Pathologien des Menschen weiss, über die Dynamiken, durch welche sie hervorgerufen werden, und über die möglichen Interventionsmöglichkeiten, um Heilung herbeizuführen. Doch eine präzise Diagnose der Wunde des Klienten nach der ersten Begegnung zu erstellen sowie einen genauen Behandlungsplan für den Verlauf der Therapie, wie es heutzutage vom amerikanischen Gesundheitssystem von seinen Psychotherapeuten gefordert wird, ist absurd. Dementsprechend begrenzt ist der Erfolg eines solchen Ansatzes. Dahinter steckt ein Denkfehler, der im mechanistischen Weltbild Newtons begründet ist. Ein Mensch ist keine Maschine. Wenn mein Auto einen Defekt hat, bringe ich es zu dem Mechaniker meiner Werkstatt. Der schaut sich den Schaden an, um schliesslich zu sagen: „Ich brauche drei Tage, um ihr Auto zu reparieren, dann können Sie es wieder abholen!" Doch einen Menschen kann man nicht einfach reparieren. Wie vielfältig kann ein Baum wachsen, doch er strebt immer dem Licht entgegen! Wir sind lebendige Wesen, ungleich komplexer als jegliche Maschine. Wenn ich einen Menschen behandle, denke ich immer in biologischen Wachstumsprozessen, Vorgänge, die ihre Zeit brauchen. Die Seele verändert sich langsam.

Die Psychologie von heute möchte eine Wissenschaft sein. Aber die empirische Wissenschaft lässt die Seele und das, was das persönliche Wesen bestimmt und ausmacht, ausser acht. Wie einfach wäre es, liesse sich der Mensch auf eine mathematische Gleichung reduzieren, logisch und jederzeit wiederholbar! Doch dem ist nicht so. Biologisch und physiologisch unterscheiden wir uns wenig voneinander, doch historisch, mit seiner persönlichen Lebensgeschichte, ist jeder von uns einzigartig. In diesem Sinne gebe ich Irvin Yalom recht, wenn er sagt, dass ein guter Therapeut für jeden Klienten eine neue Therapie erschaffen muss.[20] Dies geschieht in jeder therapeutischen Begegnung aufs Neue. Natürlich wird sich der Therapeut auf all seine Kenntnisse und auf seine Erfahrung stützen. Doch will er der Einzigartigkeit seines Klienten gerecht werden, bewegt er sich regelmässig im Reich des Nicht-Wissens. Genau wie sein Klient. Gemeinsam finden sie den Weg.

„Wenn ein Klient zu dir kommt, heisst das, dass du bereit für ihn bist."

Es macht einen guten Therapeuten aus, dass er um seine Grenzen weiss. Ein Augenarzt weiss praktisch nichts von den Fachkenntnissen eines Onkologen. Beides sind Ärzte, doch damit hat die Gemeinsamkeit ihr Ende. Ein Klient ist eine Welt für sich, an jedem lernt der Therapeut etwas hinzu. Mit der Zeit erwirbt er einen umfangreichen Erfahrungsschatz. Doch jeder neue Klient ist eine Begegnung mit dem Unbekannten. Vielleicht hilft es unsicheren oder ängstlichen Therapeuten, sich einzureden, dass sie bereit seien für ihren Klienten, um ihre Angst zu überwinden und angesichts der Herausforderung, die ein neuer Klient immer bedeutet, keinen Rückzieher zu machen. Doch besteht die Gefahr, dass sie sich dadurch blindlings auf ein Terrain begeben, von dem sie nichts verstehen. Ernsthafte Pathologien wie Psychosen oder Borderline brauchen profundes Fachwissen. Um eine in ihrer Kindheit traumatisierte Person zu heilen, braucht einer spezielle Kenntnisse in Traumatherapie. Mit seinen allgemeinen therapeutischen Kenntnissen

20 Ich schätze die Bücher von Irvin Yalom, einem amerikanischen Psychotherapeuten, sehr, und besonders seine therapeutischen Romane und Kurzgeschichten.

kommt der Therapeut da nicht weit und kann sogar seinen Klienten in der gutgemeinten Absicht, ihm zu helfen, retraumatisieren und ihm schaden. So gilt es für den Therapeuten, ein Gleichgewicht zu wahren zwischen dem Sicheinlassen auf das Unbekannte und dem Anerkennen seiner Grenzen. Was ihm hierbei Orientierung bietet, ist ein gesunder Menschenverstand und ein ausgeprägter Sinn für Verantwortung. Hier wird auch erneut die Bedeutung der Supervision durch einen erfahrenen Kollegen deutlich.

Die obengenannte Aussage hat ihr Gegenstück in: **„Jeder Klient hat den Therapeuten, den er verdient."**

Dies habe ich vor allem dann gehört, wenn es um eine Therapie geht, die nicht gut gelaufen ist. Hat ein Klient einen Therapeuten, der ihm in seinem Bestreben, sich zu heilen, nicht weiterhilft, und die Therapie zu einem langwierigen, sich hinziehenden Prozess macht, der sich vor allem durch Stillstand auszeichnet, dann taugt der Therapeut nichts für diesen Klienten. Vielleicht fehlen ihm spezielle Fachkenntnisse oder er ist gar ein Quacksalber, der sich als Therapeut sieht, ohne einer zu sein. Vielleicht fehlt es ihm an einer ethischen Haltung und er nutzt seinen Klienten emotional, finanziell oder sexuell für sich aus. Vielleicht hat er seine eigene Lebensgeschichte nicht genügend aufgearbeitet und geheilt und vermischt sie in der Folge mit der Geschichte seines Klienten, bis deren Beziehung einem unentwirrbaren gordischen Knoten gleicht. Wie dem auch sei, kein Klient verdient einen solchen Therapeuten. Dies als ein für ihn notwendiges Schicksal hinzustellen, wie es in dem obengenannten Satz anklingt, geht völlig an der Wirklichkeit vorbei. Der Klient verliert lediglich Zeit, Geld und Hoffnung.

„Das habe ich bereits bearbeitet!"

Wenn mir ein Klient in einem meiner Kurse sagt: „Ich möchte diesmal die Beziehung zu meinem Vater aufstellen. Mit meiner Mutter war es schwer, aber das habe ich bereits bearbeitet", dann ist es recht wahrscheinlich, dass wir erneut bei seiner Mutter enden. Oftmals zeigt sich ein Klient überrascht und auch frustriert, wenn dasselbe Thema aufs Neue in seiner Therapie auftaucht. Er empfindet dies als einen Rückschlag oder gar als einen andauernden Misserfolg. Diese Tendenz taucht vor allem in Bezug auf die eigenen Eltern auf, sowie auf Personen, die unseren Lebensweg entscheidend beeinflusst haben. Doch die Idee, eine Beziehung ein für allemal „erledigt" zu haben, ist eine Illusion.

Nichts hat uns so sehr geprägt wie unsere ersten grundlegenden Beziehungen im Leben, in der Regel vor allem mit unseren Eltern, doch ebenso mit Zwillingsgeschwistern oder mit für unser Wohlergehen verantwortlichen und wichtigen Personen, wie zum Beispiel die Grosseltern oder Adoptiveltern. Doch jede Beziehung ist dynamisch und nicht statisch, sie unterliegt einem beständigen Wandel. Ein jeder verändert sich ja dauernd, und der andere ebenso. Schaut man zurück in seinem Leben, dann sieht einer, dass seine Beziehung zu seinen Eltern nie gleich geblieben ist. Sei es als Kind, als Jugendlicher, als junger Mann oder als Erwachsener, mit jedem Jahr ändert sich seine Beziehung zu ihnen. Sie bleibt genausowenig statisch wie seine Erinnerung, die ebenso veränderlich wie selektiv ist und je nach der Qualität der Beziehung mehr das eine oder das andere ins Gedächtnis ruft, während es andere Inhalte herausfiltert und „vergisst". Dies gilt selbst dann, wenn ein oder beide Eltern bereits gestorben sind. Solange man lebt, bleibt die Beziehung lebendig und damit dynamisch.

So ist es kein Wunder, dass „Mutter" oder „Vater" ein wiederkehrendes Thema des Klienten in der Therapie ist. Oftmals geht es dabei darum, die Beziehung zwischen dem Kind von damals mit der Mutter oder Vater von damals zu heilen. Denn im Grunde gibt es nicht nur eine Beziehung, sondern viele, abhängig von den Ereignissen und vom jeweiligen Alter der betroffenen Personen. Gerade die uns wichtigsten Menschen werden uns im therapeutischen Prozess regelmässig begegnen. Doch bedeutet dies nicht, dass wir im Stillstand verharren. Der Ort der Begegnung ist immer wieder ein anderer. Wie schon Heraklit sagte: „Man kann nicht zweimal in denselben Fluss steigen."

„Der großartige Therapeut"

Dieser Mythos wird von beiden Seiten genährt, vom Therapeuten selbst wie auch vom Klienten. Das Bedürfnis, einen lebenserfahrenen, weisen Menschen zu finden und zu ihm aufzuschauen ist urmenschlich. Wir haben so zu unseren Eltern aufgesehen, als wir noch klein waren und sie als allwissend und allmächtig wahrnahmen. Und auch im Erwachsenenleben bleibt das Bedürfnis nach einem weisen und warmherzigen Mentor bestehen, sei es ein älterer Freund, die Grossmutter, der Pfarrer oder ein spiritueller Meister; manchmal halt auch ein Therapeut. Doch die Gefahr ist, diesen Menschen zu idealisieren. Denn mit einer idealisierten Person kommt es nie zu einer authentischen Beziehung. Und jeden, den man auf einen Sockel stellt, muss man später irgendwann einmal wieder von dort herunterholen, sonst wird man nicht wirklich erwachsen.

Erfahrene Therapeuten, die gut arbeiten, haben in der Folge viele Erfolgserlebnisse und erhalten als Rückmeldung ihres Tuns die Wertschätzung dankbarer Klienten. Dies sagt etwas aus über ihre profesionelle Kompetenz. Es sagt allerdings nur recht begrenzt etwas über die Person selbst aus. Doch ist die Neigung menschlich, sich mit seinem Handeln statt mit seinem Sein zu identifizieren. Kommt es dazu, fühlt sich so manch ein Therapeut wichtig, herausragend, mächtig. Schliesslich glaubt er wirklich, er sei das, was er tut. Ein neuer ‚grossartiger Therapeut' ersteht, der sich als solcher immer wieder bestätigt sehen will. So haben manche Therapeuten eine Schar regelrechter Anhänger, die ihn glorifizieren – ein Phänomen, das immer auch vom Therapeuten genährt wird.

Menschlich sind die Mehrheit der ‚grossen Therapeuten', die ich kennengelernt habe, eher eine Enttäuschung gewesen. Meiner Beobachtung nach ist der entscheidende Punkt der, ob sie nach wie vor an sich arbeiten und ihren eigenen Acker bestellen. Geben sie bloss oder lernen sie weiterhin bei jemanden, nehmen sie auch Therapie? Denn dies hilft einem, sich selber wahrzunehmen, mit allen seinem Licht und seinem Schatten, und hält einen davon ab, sich mit seinem Tun zu identifizieren.

Es gibt eine schöne Anekdote zu diesem Mythos, die ich hier wiedergeben möchte:

> *„Jeffrey Zeig, der Meisterschüler von Milton Erickson, dessen Praxis er seit Ericksons Tod 1980 weiterführt, berichtete über ein Erlebnis mit seinem Lehrer: Dr. Erickson bekahm die ehrenvolle Aufgabe, mit zwei anderen bekannten Psychotherapeuten einen internationalen Psychotherapiekongress vorzubereiten. Er sagte zu mir: „Jeff, mach du das für mich, flieg nach New York und mach die Planung für den Kongress mit den beiden Kollegen." Ich freute mich sehr über das grosse Vertrauen, das Dr. Erickson zu mir hatte, und freute mich auf die Gespräche mit den beiden berühmten und verehrten Kollegen. In New York fiel ich aus allen Wolken; die beiden Kollegen wollten nicht, dass ich, ein junger Mann, in Vertretung von Dr. Erickson die Kongressvorbereitungen mit ihnen machte. Sie versuchten mich, hinterhältig und intrigant auszubooten. In mir brach eine Welt zusammen. Nie hatte ich erwartet, dass zwei so berühmte und von mir verehrte Männer sich so verhalten würden. Als die Gesprächsrunde vorbei war, rannte ich sofort ans Telefon, rief Dr. Erickson an und berichtete ihm über diese schlimme Enttäuschung. Dr. Erickson hörte mir eine halbe Stunde lang zu. Als ich mit meiner Klage zu Ende war, sagte er: „Du bist willkommen in der Welt der Erwachsenen!" und legte den Hörer auf."* [21]

21 Diese Geschichte entstammt dem Buch von Otto Brink: „Vitamine für die Seele".

16. DIE WAHRNEHMUNG DER WIRKLICHKEIT

"Die für uns wichtigsten Aspekte der Dinge sind durch ihre Einfachheit und Alltäglichkeit verborgen. Man kann es nicht bemerken, weil man es immer vor Augen hat."

Ludwig Wittgenstein

„Fantasy is what the people want, but reality is what they need."[22]

Lauryn Hill

Zu Beginn des Buches habe ich geschrieben: *Heilung ist ein Vorgang, bei dem etwas Ausgegrenztes, Abgelehntes oder nicht Gesehenes seinen angemessenen Platz in einem selbst findet und dort zur Ruhe kommt.* Damit es zur Heilung kommen kann, ist es unerlässlich, die Wirklichkeit so wahrzunehmen, wie sie ist. Erst dadurch kann man sie anerkennen und ihr schliesslich zustimmen. Sich seiner Wirklichkeit zu stellen, fordert viel von einem. Dies gilt sowohl für den Klienten als auch für den Therapeuten.

Wie Wittgenstein im obigen Zitat zum Ausdruck bringt, ist es gar nicht so leicht und selbstverständlich, die Wirklichkeit wahrzunehmen. Sie verbirgt sich gerade in ihrer Alltäglichkeit. Ein Fisch ist sich nicht bewusst, dass das Wasser nass ist, er weiss wohl nicht einmal, was Wasser ist. So ergeht es uns auch oftmals mit unserer eigenen Wirklichkeit. Ein

22 „Fantasie ist, was die Menschen gerne möchten, doch was sie brauchen, ist Wirklichkeit."

Zugang zu ihr bietet uns die phänomenologische Wahrnehmung[23]. Es gilt, das Offensichtliche zu sehen und damit *wahr-zu-nehmen*, und zwar sowohl im Kleinen wie im Grossen, im Persönlichen wie im Allgemeinen. Denn es ist der Kontakt mit der Wirklickeit, der heilt.

Wenn einer das Leben betrachtet, wie es ist, erfasst er es. Aussagen wie: „Das Leben ist grösser als die Mutter" oder „Die Kinder gehören der Zukunft, die Eltern der Vergangenheit an" werden dann zu persönlichen Einsichten, denen der Betreffende innerlich zustimmt. Er kommt dadurch in Einklang mit dem Leben.

Wie oft höre ich im Umfeld einer an Krebs erkrankten Person Worte wie: „Das wird schon wieder", „ein Bekannter von mir hat den Krebs auch besiegt", oder „du wirst bald wieder gesund". Dabei ist es bei manchen Krebserkrankungen eine Tatsache, dass die Uhr tickt und die noch verbleibende Lebenszeit gering ist. Generell gibt es keinerlei Gewissheit, eine lebensbedrohliche Krankheit zu überleben. Obgleich wir natürlich alle wissen, dass das Leben endlich ist und wir sterben werden, halten viele es mit Woody Allen, wenn er sagt: „Ich habe nichts gegen den Tod, ich möchte nur nicht da sein, wenn er kommt." Es fällt halt schwer, der Wirklichkeit ins Auge zu sehen. Auf der anderen Seite gibt es das ebenso unangemessene Verhalten, einen Krebskranken bereits mit einem Bein im Grabe zu sehen und ihn mit einem gleichsam Abschied nehmenden Beileid zu begegnen, als ob er in den letzten Zügen läge. Dabei lebt dieser Mensch doch! In beiden Fällen gerät die Wirklichkeit aus dem Blick.

> *Irgendwo, weit weg von hier, dort, wo einmal der wilde Westen war, wandert einer mit dem Rucksack auf dem Rücken durch weites menschenleeres Land. Nach stundenlangem Marsch – die Sonne steht schon hoch, und sein Durst wird gross – sieht er am Horizont ein Farmhaus. „Gott sei Dank!" denkt er, „endlich wieder mal ein Mensch in dieser Einsamkeit. Bei ihm kehre ich ein, bitte ihn*

---

23 Wikipedia definiert sie wie folgt: „Die Phänomenologie (griechisch phainómenon „Sichtbares, Erscheinung"; lógos „Rede, Lehre") ist eine gegenwärtige philosophische Strömung, die von Edmund Husserl geprägt wurde. Phänomenologen sehen den Ursprung der Erkenntnisgewinnung in unmittelbar gegebenen Erscheinungen."

um etwas zu trinken, und vielleicht setzen wir uns noch auf die Veranda und unterhalten uns, bevor ich wieder weiterziehe" Und er malt sich aus, wie schön es sein wird. (...)

Doch auch der Farmer sah ihn schon von Ferne und dachte: „Der kommt doch hoffentlich nicht zu mir. Das fehlte mir gerade noch. Ich habe viel zu tun und kann mich nicht auch noch um andere Leute kümmern." Und er machte mit der Arbeit weiter, ohne aufzublicken.

Der Fremde aber sah ihn auf dem Feld, ging auf ihn zu und sagte: „Ich habe grossen Durst. Bitte gib mir zu trinken." Der Farmer dachte: „Abweisen darf ich ihn jetzt nicht, schliesslich bin auch ich ein Mensch." Er führte ihn zu seinem Haus und brachte ihm zu trinken.

Der Fremde sagte: „Ich habe deinen Garten angeschaut. Man sieht, hier war ein Wissender am Werk, der Pflanzen liebt und weiss, was sie brauchen." Der Farmer freute sich und sagte: „Ich sehe, auch du verstehst etwas davon." Er setzte sich, und sie unterhielten sich lange.

Dann stand der Fremde auf und sagte: „Jetzt ist es Zeit für mich zu gehen." Der Farmer aber wehrte ab: „Schau", sagte er, „die Sonne steht schon tief. Bleib diese Nacht bei mir. Dann setzen wir uns noch auf die Veranda und unterhalten uns, bevor du morgen weiterziehst." Und der Fremde stimmte zu.

Am Abend saßen sie auf der Veranda, und das weite Land lag wie verklärt im späten Licht. Als es dann dunkel war, begann der Fremde zu erzählen, wie sich für ihn die Welt verändert habe, seitdem er innewurde, dass ihn auf Schritt und Tritt ein anderer begleite. Erst habe er es nicht geglaubt, dass einer dauernd mit ihm ging. Dass, wenn er stehen blieb, der andere stand, und wenn er aufbrach, der andere sich mit erhob. Und er brauchte Zeit, bis er begriff, wer dieser sein Begleiter sei.

„Mein ständiger Begleiter", sagte er, „das ist mein Tod. Ich habe mich so sehr an ihn gewöhnt, dass ich ihn nicht mehr missen will. Er ist mein treuester, mein bester Freund. Wenn ich nicht weiß, was richtig ist und wie es weitergehen soll, dann halte ich ein Weilchen still und bitte ihn um eine Antwort. Ich setze mich ihm aus als Ganzes, gleichsam mit meiner größten Fläche; weiß, er ist dort, und ich bin hier. Und ohne dass ich mich an Wünsche hänge, warte ich, bis mir von ihm zu mir ein Hinweis kommt. Wenn ich gesammelt bin und mich ihm mutig stelle, kommt mir nach einer Zeit von ihm zu mir ein Wort, wie wenn ein Blitz, was dunkel war, erhellt „und ich bin klar."

Dem Farmer war die Rede fremd, und er blickte lange schweigend in die Nacht. Dann sah auch er, wer ihn begleitete, diesen seinen Tod „ und er verbeugte sich vor ihm. Ihm war, als sei, was ihm von seinem Leben blieb, verwandelt. Kostbar wie Liebe, die um Abschied weiß, und wie die Liebe bis zum Rande voll.

Am nächsten Morgen aßen sie zusammen, und der Farmer sagte: „Auch wenn du gehst, bleibt mir ein Freund." Dann traten sie ins Freie und reichten sich die Hand. Der Fremde ging seines Weges, und der Farmer auf sein Feld.[24]

Desweiteren ist da die innere Wirklichkeit jedes Menschen. Sie ist komplex, vielfarbig, reichhaltig und widersprüchlich. Eine Reihe von Wunden, die wir einstmal erhalten haben, dauern fort und heilen nicht, weil wir die Wirklichkeit verzerren. Dies geschieht auf zweierlei Weise:

Unsere Erinnerung ist im Grunde eine Lüge. Nicht deswegen, weil sie nicht stimmt – in der Regel sind ihre Inhalte real – , sondern weil

24 „Der Gast", eine wunderbare Geschichte von Bert Hellinger, hier leicht gekürzt wiedergegeben. Aus seinem Buch: „Die Mitte fühlt sich leicht an".

sie weite Teile des Erlebten ausfiltert und weglässt. Der amerikanische Psychotherapeut Irvin Yalom formuliert dies wie folgt: „*Gegenwärtige Einstellungen diktieren, an welche Erfahrungen aus dem gesamten Spektrum der frühen Jahre wir uns überhaupt erinnern wollen. Der gesunde Menschenverstand sagt uns, dass die Gegenwart durch die Vergangenheit bestimmt wird, und doch: Ist nicht auch das Umgekehrte gleichermaßen wahr? Die Vergangenheit wird nur insoweit für uns lebendig, als sie durch den Filter unserer gegenwärtigen psychischen Ausstattung neu erlebt wird.*" Wir halten an einem Teil der Wirklichkeit fest, während wir einen anderen unberücksichtigt lassen und damit ausgrenzen. Unsere Erinnerung gleicht dem Mond, von dem wir nur eine Seite sehen, während die andere im Dunkeln bleibt. Dadurch kommt es zu einseitigen Darstellungen des Geschehenen.

Hierzu eine persönliche Anekdote: ich wurde als kleines Kind für drei Wochen in ein Krankenhaus eingeliefert, damit eine notwendige Operation durchgeführt werden konnte. Zu meiner Zeit war es den Eltern nicht erlaubt, im Kontakt mit ihrem Kind zu bleiben. Es gab auch keine Extrabetten wie heutzutage, damit die Mutter ihrem Kind beistehen kann. Der einzige Kontakt war ein verschlossenes Fenster, von dem aus die Besucher den kleinen Leidensgenossen in ihrem Spitalsaal zuwinken konnten. Als ich schließlich wieder nach Hause kam, sprach ich mit meinen Eltern eine Woche lang kein Wort. Sie hatten mich solange verlassen! Ich war voll Schmerz, zugleich traurig und wütend auf sie. Erst viel später als Erwachsener konnte ich verstehen, dass es ihre Fürsorge und Liebe für mich war, die meine Eltern dazu gebracht hatte, mich operieren zu lassen.

Zudem laufen wir Gefahr, die Wirklichkeit falsch zu interpretieren. Was ist passiert? Warum ist dieses oder jenes geschehen? Wer hat es verursacht? So ist es für ein Kind normal, den Fehler bei sich zu suchen, wenn etwas in der Beziehung zwischen ihm und seinen Eltern nicht stimmt. Mangelnde Fürsorge, Verlassenwerden, Gewalt, Missbrauch, Ehestreitigkeiten und andere schwerwiegende Verhaltensweisen von Seiten eines oder beider Eltern können von einem Kind nicht richtig verstanden und angemessen beurteilt werden. Denn seine Welt ist ich-bezogen, so das alles, was geschieht, irgendwie von ihm verursacht worden sein muss. In der Folge bilden sich Glaubenssätze und Überzeugungen heraus, wie zum Beispiel „ich bin nicht liebenswert“ oder „es ist alles meine Schuld“. Und es kommt zu frühzeitigen Entscheidungen, die das gesamte spätere Leben beeinträchtigen, beispielsweise „den Männern ist nicht zu trauen“ oder „ich kann mich nur auf mich selber verlassen“.

Ein Weg, um diese verzerrten oder unvollständigen Erinnerungen mitsamt den daraus resultierenden Schlussfolgerungen und Entscheidungen mit der Wirklichkeit zu konfrontieren, ist, den Klienten die Wirklichkeit seiner Lebensgeschichte wiederentdecken zu lassen. Hinter jeder Träne, Muskelspannung, Seufzer, Zittern, Stirnrunzeln etc. verbirgt sich eine bedeutsame Erinnerung. So ist es ausgesprochen aufschlussreich, seine Körpersprache wahrzunehmen, um deren Geschichten zuzuhören. Dieses phänomenologische Erforschen der impliziten Erinnerungen sowie das gemeinsame Betrachten der expliziten Erinnerungen bringt den Klienten in Kontakt mit der Wirklichkeit. Seine Erinnerungen, Gefühle und Gedanken zu identifizieren, anzuerkennen und zu bejahen, trägt wesentlich dazu bei, sie zu normalisieren. Ebenso hilft die aussenstehende Position des Therapeuten als ‚Kontrastmittel‘, um manche Erinnerungen neu bewerten zu können.

Schließlich kann der Klient den Tatsachen ins Auge sehen, so wie sie sind oder gewesen sind, und ebenso deren Folgen für sich und für andere, und all diesem einen angemessenen Platz in sich zuordnen und allmählich integrieren. Es kommt zur Heilung.

Damit dies geschehen kann, muss der Therapeut in der Lage sein, die Wirklichkeit seines Klienten auszuhalten, vor allem dessen Schmerz. Diese Fähigkeit ist wesentlich für einen guten Therapeuten. Nur wenn es ihm gelingt, den Klienten in seinem Schmerz zu begleiten, ohne diesen wegzutrösten, abzumildern oder gar zuzudecken, kann der sich seiner Geschichte stellen, so wie sie ist, ihr standhalten und dadurch in seine

Kraft kommen[25]. Auf diese Weise durchquert der Klient sein Tal der Tränen und gewinnt an Land; schliesslich gelangt er ans andere Ufer. Vermeidet der Therapeut dagegen die Wahrnehmung der Wirklichkeit, weil sie ihm zuviel ist oder er mit ihr nicht umzugehen weiss, bleibt die Therapie ein Trostpflaster. Harry Stack Sullivan drückt das in den folgenden Worten treffend aus: *„Die Psychotherapie ist eine Erörterung persönlicher Fragen zwischen zwei Menschen, von denen einer ängstlicher ist als der andere. Wenn der Therapeut mehr Angst entwickelt als der Patient, wird er zum Patienten und der Patient zum Therapeuten."* In diesem Sinne heisst Therapeut sein, mutig zu sein.

25 Eine Ausnahme ist dabei die Behandlung traumatischer Erfahrungen eines Klienten, verbunden mit posttraumatischen Belastungsstörungen, welches ein teilweise anderes Vorgehen erfordert, um eine Retraumatisierung des Betroffenen zu vermeiden.

IV. EINE FRAGE DER INNEREN HALTUNG

„Wenn ungeschriebene Gesetze beachtet werden, geschieht Heilung viel öfters als sonst. Die Heilung hängt nur im geringerem Masse von den Fähigkeiten des Praktizierenden ab, doch weitaus mehr von der Haltung sowohl des Patienten wie auch des Praktizierenden.“

Dieter Klinghardt

Von der inneren Haltung und dem Bewusstsein des Therapeuten hängt ab, was in einer therapeutischen Begegnung geschehen kann und was nicht. Während er Kenntnisse und Techniken recht schnell erlernen kann, ist seine Haltung Ergebnis und Ausdruck seiner Lebenserfahrung und einer gelebten Disziplin, die ihn zu manchen Einsichten gebracht haben. Es ist die reife Frucht des gegangenen Weges. Sie wächst stetig, man könnte sie wohl auch Lebensweisheit nennen.

Kluge Therapeuten lassen sich von ihren Klienten auch gerne eines Besseren belehren, und können so mit deren Hilfe fortwährend dazulernen. Gelingt es dann noch, sich bei dem jeweiligen Klienten dafür zu bedanken, sind beide Meister und Schüler zugleich.

17. DIE OHNMACHT ALS VERBÜNDETE

„Wenn es nicht paradox ist, so ist es keine Wahrheit."

Suzuki Roshi

Ein Therapeut ist in einem helfenden Beruf tätig. Seine Klienten suchen bei ihm in der einen oder anderen Form Hilfe bezüglich ihrer Sorgen und Schmerzen, an denen sie leiden. Doch was kann ein Therapeut eigentlich bewirken? Hat er denn die Macht, einen anderen Menschen zu verändern? Offensichtlich nicht! Denn wer kann schon für einen anderen dessen Weg gehen, oder ihm ein Stück des Weges abnehmen?

Es gehört zu den schmerzlichen Lektionen des Lebens, sich einzugestehen und dem dann auch zuzustimmen, dass ein Mensch nicht die Macht hat, das Schicksal einer anderen Person zu verändern. Wir sind keine allmächtigen griechischen Götter, und selbst diese gehorchten *Ananke* – der Notwendigkeit, deren Tochter *Moira* die Fäden des Schicksals spinnt. Dies schmerzt uns besonders bei den uns nahestehenden, uns lieben Menschen, wie unseren Eltern, Kindern, Partnern oder Freunden. Gerade weil wir sie lieben, möchten wir sie glücklich sehen. Genauer gesagt, sie in dem Zustand sehen, den wir für Glück halten. Denn die Vorstellung, die einer vom Glück hat, ist bei jedem anders. Was ich für Glück halte, kann für meinen Nächsten völlig uninteressant sein. Das erinnert mich daran, wie Bert Hellinger einmal in einem Seminar die Frage stellte: „Was steht dem Glück vor allem entgegen?" Und er selbst gab als Antwort: „Die Vorstellung, die einer vom Glück hat."

Ich muss der Tatsache ins Auge schauen, dass niemand – auch ich nicht – die Macht hat, einen anderen Menschen zu verändern oder ihn gar „glücklich" zu machen. Ich bin diesbezüglich ohnmächtig, ohne Macht. Was für meinen mir nahen lieben Umkreis gilt, gilt ebenso auch für meinen Klienten. Nicht ich, sondern er geht seinen Weg, Schritt für Schritt.

Ich begleite ihn eine Weile und stelle ihm dabei all meine Kenntnisse, meine Erfahrung und mein mitfühlendes Herz zur Verfügung. In dieser Begegnung beeinflussen wir uns gegenseitig. Doch der einzige Mensch, der die Macht hat, ihn zu verändern, ist er selbst. Das gilt in gleicher Weise für einen jeden von uns.

Daraus erwächst Verantwortung. Denn wenn einer der einzige ist, der die Macht hat, sich zu verändern, ist er auch verantwortlich für sein Leben. Er mag diese Verantwortung ablehnen oder ihr zustimmen, doch er kann sich ihr nicht entziehen. Sie ist eine Tatsache, genauso wie jeden Tag die Sonne aufgeht. Sich als Opfer der Umstände zu sehen, macht sogesehen einfach keinen Sinn und verändert diese Wirklichkeit nicht. Es ist gerade das sich *verantwortlich machen*, das Veränderung hervorruft.

So bin ich als Therapeut im Grunde ohnmächtig meinem Klienten gegenüber. Doch diese Ohnmacht geht einher mit einem tiefen Vertrauen in die Möglichkeiten des Klienten. Ein Mensch ist fähig, sein Schicksal zu tragen. In sich hat er die Kraft und die notwendigen Fähigkeiten, um sein Leben zu meistern. Und ihm wohnen die heilenden Kräfte inne, um seine Wunden zu heilen. *Dieses Verständnis ist die Grundlage meiner Arbeit, und jeder therapeutischen Arbeit als solcher.* Jede andere Haltung würde den anderen schwächen, ihn zu einem kleinen und hilfsbedürftigen Wesen reduzieren, das mit seinem Leben nicht fertig wird und eigentlich damit auch nicht fertigwerden kann. Doch eine solche Sichtweise wird der Wirklichkeit in keiner Weise gerecht und fördert nur die Allmachtsfantasien des Therapeuten. Aus diesem Grunde sage ich meinen Schülern während der therapeutischen Ausbildung: „Wenn ihr wirklich glaubt, jemanden retten zu können, dann seid ihr hier verkehrt, geht zur Feuerwehr."

So zeigt mir meine Ohnmacht, wo die Grenzen meiner Möglichkeiten sind. Sie lehrt mich, was ich tun und erreichen kann, und auch, was ein sinnloses und kraftvergeudendes Unterfangen ist. Um Missverständnissen vorzubeugen: sie ist in keiner Weise eine Einladung zur Passivität. Sie macht mich verantwortlich für mein Leben und schult mein Vertrauen ins Leben. Die Ohnmacht ist in diesem Sinne eine Verbündete, die mich lehrt, eine angemessene Haltung einzunehmen, sowohl mir selbst als auch dem Klienten gegenüber, und in letzter Konsequenz auch zum Leben als solches. „*Mensch sein, heisst Verantwortung fühlen: sich schämen beim Anblick einer Not, auch wenn man offenbar keine Mitschuld an ihr hat; stolz sein über den Erfolg der Kameraden; seinen Stein beitragen im Bewusstsein, mitzuwirken am Bau der Welt.*" So sieht es Antoine de St. Exupéry (in seinem Buch „Wind, Sand und Sterne"), und ich schätze zutiefst seine Menschlichkeit, die seinem literarisches Werk innewohnt.

18. DIE BEDEUTUNG DER ABSICHTSLOSIGKEIT

„Die Mitte fühlt sich leicht an."

Bert Hellinger

Die Therapie als solche bewegt sich in einem Paradox: zum einen ist sie ein helfender Beruf, bei dem es darum geht, das Wohlergehen des Klienten zu fördern und seine Seele zu heilen. Dies ist Aufgabe und Auftrag des Therapeuten, und jede therapeutische Intervention wird von dieser Absicht getragen. Zum anderen geht es im therapeutischen Prozess darum, dass der Klient seine Wirklichkeit entdeckt und annimmt. Wohin ihn das in der Folge führt, ist eine Entscheidung des Klienten.

Wohl jeder Therapeut kennt von seiner praktischen Erfahrung beispielsweise das Dilemma, einem Klienten beizustehen, der sich in einer Beziehungskrise befindet. Soll dieser sich nun trennen, soll er bleiben oder soll er sich gar für die eventuell neu ins Spiel gekommene Person entscheiden? Was tun, wenn es um konkrete Entscheidungen geht, und der Klient den Therapeuten um seinen Rat fragt? Jegliche Antwort ist unweigerlich geprägt von den Werten und Vorstellungen des jeweiligen Therapeuten. Stehen bei ihm Treue und Ausdauer ganz oben auf der Werteskala, wird er ihm wohl zuraten, auszuharren und um die Beziehung zu kämpfen. Sind es Freiheit und Selbstverwirklichung, dann kann es sein, dass der Rat lautet, doch das Handtuch zu schmeissen. Und ist er romantisch veranlagt, dann mag das Sichhingeben in eine neue Liebesbeziehung den besten Ausweg darstellen. Selbst wenn der Therapeut sich weigert, seine Meinung kundzutun, kann es durchaus sein, dass sein therapeutisches Handeln den Klienten unbewusst in eine Richtung drängt.

Das in Einklang Kommen des Klienten mit sich selber ist wichtiger als die Vorstellung des Therapeuten, wohin die Reise gehen sollte.[26] Jegliche Absicht des Therapeuten diesbezüglich beeinflusst sein Handeln und steht der Lösungsfindung des Klienten und der Übernahme von Verantwortung hinsichtlich der Auswirkungen seiner Entscheidung entgegen. Gelingt es ihm, gemeinsam mit dem Klienten dessen gegenwärtige Situation mitsamt möglicher Entscheidungen, Auswirkungen auf sich und andere, und der Verantwortung, die der Klient unweigerlich übernehmen muss, auszuleuchten, dann achtet er dessen Autonomie. Er dient dem Klienten. Therapie ist in diesem Sinne ein dienstleistender Beruf. Die paradoxe Wirklichkeit ist, dass der Therapeut die Absicht hat, dem Klienten zu helfen, und zwar absichtslos. Dadurch bleibt er in seiner absichtslosen Mitte. Dies erfordert eine gewisse Disziplin, neigen wir doch ständig dazu, zu meinen und zu urteilen. Doch hilft diese Haltung dem Klienten, während sie zugleich den Therapeuten entlastet. Hierzu eine alte chinesische Tao-Geschichte:

> *In einem Dorf lebte einmal ein einfacher Bauer, der nach mehreren Jahren des Sparens all sein Geld dazu verwendete, ein Pferd zu kaufen, mit dem er pflügte und Lasten beförderte.*
>
> *Eines Tages lief sein Pferd davon. Seine Nachbarn bedauerten ihn ob seiner neuen Armut und sagten, wie schrecklich das Unglück sei. Der Bauer aber meinte nur: „Wer weiss, wozu es gut ist."*
>
> *Drei Monate später kehrte sein Pferd zurück, trächtig und von einem wilden Hengst begleitet. Die Nachbarn freuten sich über das Glück des Bauern: „Du hast ein Pferd verloren und drei gewonnen!". Der aber sagte nur: „Wer weiss, wozu es gut ist."*
>
> *Kurz darauf versuchte sein einziger Sohn, den wilden Hengst zuzureiten. Doch bald warf ihn dieser ab, und der Sohn brach sich*

26 Etwas anderes sind Gewissheiten, die aus der reinen Beobachtung des Lebens abgeleitet sind. Die Wahrnehmung der Wirklichkeit hat eine eigene, unpersönliche Kraft.

ein Bein. Die Nachbarn hatten alle Mitleid mit dem Vater. Der aber sagte: „Wer weiss, wozu es gut ist."

Kaum waren einige Wochen vergangen, da kamen Soldaten ins Dorf, um alle jungen Männer zwangsweise einzuberufen, weil ein Krieg ausgebrochen war. Den mit seiner Krücke umherhinkenden Sohn des Bauern wollten sie nicht. Die sich um ihre Söhne sorgenden Nachbarn riefen, was für ein Glück der Bauer doch habe! Er aber antwortete: „Wer weiss, wozu es gut ist?"

Heisst dies, dass ein Therapeut nun keine eigene Meinung äussern sollte? Das wäre zu einfach. Mir kommen zumindest drei mögliche Situationen in den Sinn (und es gibt sicherlich weitere), wo es sogar notwendig sein kann, dass der Therapeut einen klaren Standpunkt einnimmt. Zuallererst dann, wenn es um die körperliche Integrität des Klienten geht sowie anderer Personen, die diesem anvertraut sind und für die er Verantwortung hat. Steht die Gesundheit oder gar das Leben auf dem Spiel, muss gehandelt werden. Bei Gewalt und Missbrauch geht es vordringlich erst einmal darum, für den Klienten ein sicheres Umfeld zu schaffen. Dabei kann die Meinung des Therapeuten anfangs durchaus im Gegensatz zu der des Klienten stehen, wie zum Beispiel bei Magersüchtigen.

Dann gibt es Klienten mit einer reichlich instabilen, ungenügend strukturierten Persönlichkeit, beispielsweise Borderline-Klienten. Für einen solchen Menschen ist es eine Notwendigkeit, dass der Therapeut auch mit klaren Direktiven arbeitet, denn dies gibt beiden Struktur und damit Halt und Sicherheit. Fehlt dies in der Therapie, verliert sich der Klient – und in absehbarer Zeit auch der Therapeut – nur weiter im emotionalen und gedanklichen Chaos seiner inneren Welt. Dadurch kann er die sonstigen therapeutischen Erfahrungen nicht integrieren.

Hat sich im therapeutischen Prozess die Wirklichkeit des Klienten beiden zum wiederholten Male gezeigt, kann sie den Therapeuten überzeugen. Dann kann es sein, dass dieser in der Folge einen Standpunkt diesbezüglich bezieht und diesen in der Therapie bei passender Gelegenheit auch kundtut. Doch gilt es eine wesentliche Regel einzuhalten: jegliche Meinung oder Überzeugung des Therapeuten ist immer seine. Es macht einen grossen Unterschied zu sagen „meiner Meinung nach...“, denn damit eignet einer sich seine Worte an, relativiert sie und macht sich zugleich für sie verantwortlich. Tut er dies nicht, klingen seine Worte, als ob sie eine absolute Wahrheit ausdrücken, die dem anderen seinen Freiraum nimmt, während der Sprecher sich damit zugleich der Verantwortung für sein Handeln entzieht.

19. PRÄSENZ UND BEWUSSTSEIN

*„**Authentische Präsenz** heisst auf tibetanisch „wangthang",*
*das bedeutet wörtlich **Feld der Macht...***
Leerzuwerden und alles loszulassen ist die Ursache, die Tugend,
die eine authentische Präsenz hervorruft.
Du musst dasein,
ohne dich an irgendetwas zu klammern."

Chogyam Trungpa

Jegliches therapeutische Handeln hat zum Ziel, den Klienten zu befähigen, immer mehr in der Gegenwart zu leben, der einzige Ort, an dem einer wirklich lebt. Die Vergangenheit ist vorbei, die Zukunft noch nicht hier. Die Gegenwart ist der einzige wirkliche Moment, alles andere ist im Grunde irreal. Unsere unerlösten Wunden bringen uns dazu, nach hinten zu schauen und regelmässig in regressive Episoden zurückzufallen. Oder aber die Zukunft zu antizipieren, als sei sie eine Verlängerung der Vergangenheit, und uns dementsprechend Sorgen zu machen.

Um den Klienten in die Gegenwart zu bringen, muss der Therapeut in ihr sein. Wenn der Therapeut gegenwärtig ist, bedingungslos präsent, ist er einfach mit dem Klienten und für ihn da. In diesem Zustand spiegelt er den Klienten gleichsam in sich wider und erfasst so dessen aktuelle Seinsverfassung. Im Kontakt mit dem Therapeuten, der ihm gegebenenfalls seine Wahrnehmung mitteilt, kann der Klient sich seiner eigenen Präsenz bewusst werden. Er kommt dadurch immer mehr in Kontakt mit sich selbst und wird schliesslich gegenwärtig.

Ein weiterer ausgezeichneter Zugang, um in die Präsenz zu kommen, ist das Wahrnehmen des eigenen Körpers, da der sich ständig in der Gegenwart befindet. Hierbei ist das bewusste Wahrnehmen der Atmung eine grosse Hilfe. Im Unterschied dazu kann die Wahrnehmung der Gefühle sowohl in die Präsenz als auch ins Vergangene führen, je nachdem, ob es sich um aktuelle Gefühle, regressive Gefühle oder familiensystemische Gefühle handelt.

Präsenz ist kein Tun, es ist ein gegenwärtiger Zustand, ein reines Sein. In diesem Zustand nimmt einer einfach wahr, was ist. Denn Präsenz ist reine Wahrnehmung, und in der Folge ein Bejahen der Wirklichkeit, so wie sie ist. Dies bewirkt im Klienten eine heilende Bewegung. In diesem Zusammenhang darf die Kraft der Stille nicht unterschätzt werden. Einfach still zu sein, ist eine unglaublich kraftvolle therapeutische Intervention.

In dem Masse, in dem ein Therapeut in der Lage ist, in diesem Zustand zu verweilen, öffnet und potenziert sich das heilende Feld während seiner Arbeit. In der Folge wird sein Tun machtvoll, es gewinnt an Tiefe und Dimension. Das therapeutische Handeln kann sich dadurch auch zu etwas Grösserem hin öffnen, was über den Therapeuten hinausgeht, und auch ihn staunen lässt.

Hier wird die wesentliche Bedeutung des gegangenen inneren Weges des Therapeuten sichtbar. Welches Bewusstsein hat er erlangt? Wie steht er zum Leben, wie zum Tod? Kann er die Wirklichkeit aushalten? Welche Haltung nimmt er zu ihr ein? Über den spirituellen Aspekt der therapeutischen Haltung wird wenig gesprochen, obgleich er diesem Beruf innewohnt. Denn in der Tradition der Meditation oder der Besinnung geht es seit jeher um reine Wahrnehmung, um die Erkenntnis dessen, was jenseits des Denkens ist. Dies erfordert ein geduldiges Üben. Es kommt einem der christliche Mystiker San Juan de la Cruz in den Sinn, wenn er von der dunklen Nacht der Seele spricht, in der sich die Formen auflösen und der Geist sich von den begrifflichen Konzepten läutert, um in einer spirituellen Leere zu verweilen. Oder wie es der tibetische Buddhist Chogyam Trungpa im obengenannten Zitat ausdrückt: *„Leerzuwerden und alles loszulassen ist die Ursache, die Tugend, die eine authentische Präsenz hervorruft. Du musst dasein, ohne dich an irgendetwas zu klammern.“*

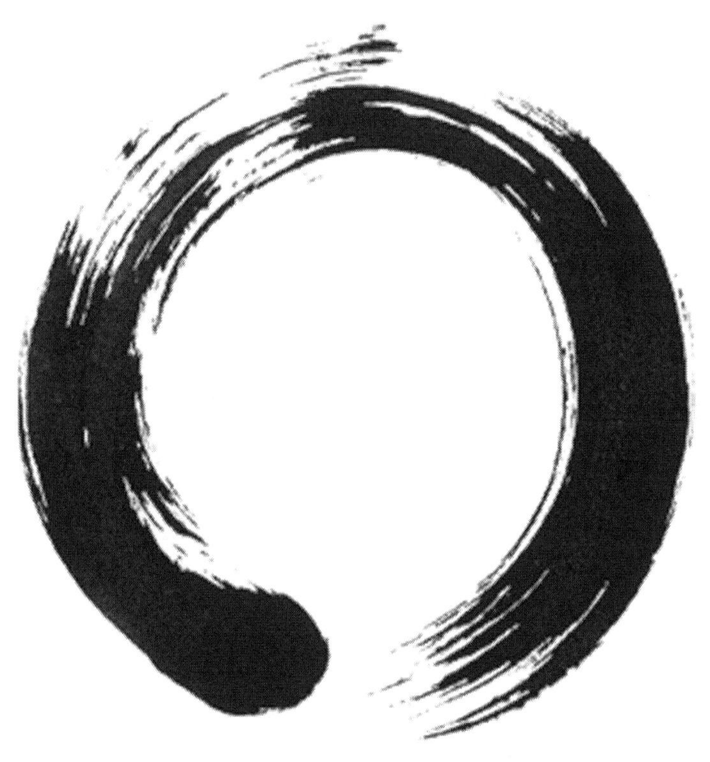

20. DIE WELT IST PARADOX

"Derjenige, der sich dem Studium widmet,
erlangt mit jeden Tag mehr Wissen.
Wer sich dem Tao hingibt, sieht,
wie sein Wissen täglich schwindet.
Es wird immer weniger, bis es zur Nicht-Handlung wird.
Und da er nichts tut, bleibt nichts, was getan werden muss."

Laotse

Seit Aristoteles versucht der westliche Mensch, alles logisch zu begreifen. In diesem gedanklichen Durchdringen der Welt gründet die abendländische Philosophie ebenso wie auch die moderne Wissenschaft. In der Folge ist es zu einer schier unendlichen Ansammlung an Kenntnissen gekommen, die die Menschen gewonnen haben. Diese logische Art des Denkens in den Parametern von Ursache und Wirkung ist uns so allgegenwärtig wie die Luft zum Atmen. „Es ist so und nicht anders" ist die darausfolgende Haltung, die unsere Gesellschaft und in der Folge einen jeden von uns von klein auf prägt. Von Beginn der Schulzeit geht es darum, den Kindern Wissen einzupaucken. Wer es richtig weiss, besteht, der andere fällt durch. Mehr zu wissen bedeutet in unserer Leistungsgesellschaft, besser qualifiziert zu sein als die anderen.

Das diese logische Sichtweise der Dinge auch ihre Nachteile hat, liegt auf der Hand. Es führt im Menschen zu einer inneren Verengung, wenn einer gedanklich dazu tendiert, die Geschehnisse zuerst isoliert zu betrachten und sie dann linear zu verstehen, so dass als einzige Möglichkeit A geradewegs zu B führt. Dabei kennt das Leben doch immer mehr als nur eine richtige Antwort!

Das logische Denken führt auch zur Intoleranz. Die Konflikte, die davon herrühren, weil zwei sich nicht einig werden können, wie man es „richtig" macht, sind alltäglich im Kleinen wie im Grossen, im partnerschaftlichem Miteinander wie in der Weltpolitik. Aus Gedanken werden Überzeugungen, aus Überzeugungen werden Glaubenssätze. Schliesslich müssen die Andersgläubigen überzeugt, bekehrt oder gar vernichtet werden.

Was hat das alles mit Therapie zu tun? Es ist offensichtlich und steht ausser Frage, dass es für ein wirksames therapeutisches Handeln eine solide Grundlage an Fachwissen braucht. Die Gefahr liegt woanders, nämlich darin, dass der Therapeut nur das sucht und erkennt, was er kennt. Doch damit reduziert er seine Klienten auf sein persönliches begrenztes Verständnis der Wirklichkeit. „Der Therapeut sucht die Eier, die er selbst versteckt hat!", sagt Fritz Simon dazu. Ebenso ergeht es dem Klienten, wenn dieser erklärt, warum er dieses oder jenes Problem hat. In der Regel irrt er sich nämlich. Ich sage ihm oftmals: „Wenn Ihre Erklärung richtig wäre, dann hätten Sie Ihr Problem wohl schon längst gelöst."

Für den Beruf des Therapeuten heisst es „umzulernen" und sich dem Nicht-Wissen zu öffnen. Paradoxerweise ist dies ein konstruktiver Zustand, der zum Gelingen der Heilung beiträgt. Es gilt, offen zu bleiben, sich immer wieder vom Klienten und ebenso von sich selbst überraschen zu lassen, staunen zu können, auch weiter dazulernen zu wollen. Das gelingt dem Therapeuten dann, wenn er sich im Nicht-Wissen aufhalten kann, wenn er nicht weiss, was als Nächstes passieren sollte, und darüber weder nervös noch angespannt wird, sondern gelassen bleibt. Das ist für die Allermeisten ungewohnt, wird in unserer Gesellschaft das Nicht-Wissen doch als Schwäche angesehen. Obendrein verliert einer damit die Vorstellung, alles unter Kontrolle zu haben. Ist dies auch nur eine Illusion, gibt sie einem doch ein trügerisches Gefühl der Sicherheit. Die Fähigkeit des Therapeuten, im Nicht-Wissen zu verweilen, ist wesentlich für sein therapeutisches Wirken, da er dadurch den Kontakt zu seinem Klienten und zur Wirklichkeit aufrechterhält, jenseits aller eigenen Ideen und Vorstellungen[27].

Das Verstehenwollen bringt uns dazu, nach-zu-denken. Es führt uns weg vom Erleben. Doch ohne ein Er-Leben kommt es nicht im Körper, in den Händen und Füssen an. Dadurch, dass einer sich alles erklären kann, verändert sich möglicherweise noch kaum etwas in seinem Leben, solange es nur im Kopf bleibt. Es braucht beides, Verständnis und Erleben. Dadurch wird Veränderung spür- und erlebbar, und erreicht Körper und Seele. Ist es nicht bedeutsam, dass unser Gehirn eine linke und rechte Hemisphäre hat, die sich in ihren Funktionen scheinbar widersprechen und völlig verschiedene Sichtweisen zu ein und derselben Situation haben können? Das Paradox ist in unserem Dasein schon angelegt.

Nicht-Wissen und Nicht-Handeln ist ein östliches Verständnis, das im Taoismus wie auch im Zen-Buddhismus seinen Ausdruck gefunden hat. Diese Lebenshaltung ist dem unmittelbaren Erleben näher, dem distanzierten Nachdenken ferner. In dieser Sichtweise sind alle Wahrheiten paradoxer Natur. Denn der Mensch kann die Wirklichkeit nur in ihrer Gegensätzlichkeit begreifen. „Sein oder Nichtsein, das ist hier die Frage“, liess Shakespeare seinen Hamlet sagen. Sind wir als Menschen frei oder bedingt? Auf solche grundlegenden philosophischen Betrachtungen würde ein Zenmeister vielleicht mit folgender Frage antworten: „Denke weder gut noch böse. Was ist das wahre Selbst von dir in solch einem Augenblick?“

---

27 Für das Familienstellen ist dies sogar unabdingbar. Ich habe erfahrene Therapeuten erlebt, die das Familienstellen nicht in ihre Praxis integrieren konnten, da sie sich allein auf all ihre Kenntnisse und Erfahrungen stützten, das Nicht-Wissen jedoch einfach nicht aushalten konnten.

21. DER THERAPEUT IM HEILENDEN RAUM

"Das Heilen ist die grösste aller Freuden. Wann immer dem Klienten das Wunder der inneren Bewegung gelingt, die man ‚Heilung' nennt, und man dies mit offenen Herzen und wachem Auge miterlebt, entsteht ein tiefes Gefühl der Dankbarkeit und zugleich der Bescheidenheit."

In einem Wochenendseminar sage ich eingangs immer: „In diesem Seminar werden alle die gesamte Zeit arbeiten". Dies schliesst mich als Gruppenleiter mit ein. Auch der Therapeut gerät wie alle anderen in eine innere Bewegung. Er lernt mehr über das Leben und das Menschsein, als ihm auf seinem persönlichen Lebensweg je erfahrbar wäre. Die zahllosen verschiedenartigen Lebenserfahrungen seiner Klienten, die er als Zeuge erleben und begleiten darf, bereichern ihn ungemein. Zugleich ist es dadurch unvermeidlich, dass der Therapeut mit seinen eigenen Wunden in Kontakt kommt. Wenn er diese Chance nutzt, um an sich zu arbeiten und sich seiner Selbst wohlwollend anzunehmen, wird auch er mit der Zeit heiler.

Therapeutische Irrtümer sind bei aller Erfahrung und allem Können unvermeidlich. Auch wenn ich sie nach Kräften zu vermeiden suche, bin ich auch nur ein Mensch, begrenzt und unvollkommen, wie alle anderen auch. Doch kann man solche Fehler manchmal in den Dienst der Heilung stellen, wenn es möglich ist, sie zu benennen, mit dem Klienten zu erörtern und daraus zu lernen. Dann können sie konstruktiv für beide Beteiligten beitragen. In diesem Sinne kann es nützlich sein, den Klienten regelmässig zu befragen, was ihm in der vohergehenden Sitzung geholfen habe und was nicht.

Präsent zu sein und in diesem Zustand zu verweilen, ist unabdingbare Voraussetzung für ein hilfreiches therapeutisches Wirken. Ich erfahre es als eine Art geistiger Disziplin, die ich in jeder Begegnung mit einem Klienten aufs Neue übe, wobei die langjährige Erfahrung es sicher, gleich einem guttrainierten Muskel, leichter macht, das sich dieser Seinszustand einstellt. Jemand, der regelmässig meditiert, kennt das auch. Die Präsenz gleicht einem kontemplativen Zustand, der über Stunden anhält. Sie bringt einen in die Gegenwart, ins Gegenwärtigsein. Das eigene Ich zieht sich zurück in den Hintergrund, um dem Klienten mit seinem familiären Umfeld, seiner Geschichte und seinem Anliegen den vollen Raum zu geben. Zugleich richtet sich meine Aufmerksamkeit als Therapeut darauf, meine eigene Resonanz auf den Klienten wahrzunehmen; diese drückt sich in erster Linie in Körperempfindungen, aber auch in Emotionen oder gedanklichen Bildern und Sätzen aus. Gelegentlich nutze ich dann noch die Perspektive des unbeteiligten Beobachters und schaue mir das therapeutische Geschehen sozusagen von Aussen an, von wo Manches einen anderen Sinn ergibt.

Im Bewusstsein des heilenden Raumes wird einem auch offensichtlich, dass der Therapeut Heilung nicht macht, sondern dass Heilung geschieht. Der amerikanische Hypnotherapeut Milton Erickson sagte einmal: *„Therapie ist in erster Linie ein Vorgang der Motivation des Unbewussten des Patienten, damit es seine vielfachen und verschiedenartigen Lernerfahrungen nutzt.“* Damit verweist er auf die Selbstheilungskräfte, die jedem Menschen innewohnen. Es ist der Klient, der sich heilt, wenn die Rahmenbedingungen gegeben sind. Zugleich gibt es da manchmal noch den Einfluss von etwas Grösserem, das über den Klienten hinausgeht und von manchen als Gnade erlebt wird. Dies wird vor allem dann wahrnehmbar, wenn sich die seelische oder auch körperliche Heilung im Klienten tiefgehend und eigentlich unerwartet einstellt. Aus diesem Grunde habe ich diesem Kapitel die folgende Bemerkung vorangestellt: „Wann immer dem Klienten das Wunder der inneren Bewegung gelingt, die man ‚Heilung‘ nennt, und man dies mit offenen Herzen und wachem Auge miterlebt, entsteht ein tiefes Gefühl der Dankbarkeit und zugleich der Bescheidenheit“.

V. DIE HEILUNG

"Das Leben ist der beste Therapeut.
Es kümmert sich um uns auf tausenderlei Weisen,
wenn wir es nur zulassen."

„Der Heilung ist es egal, wie man sie erlangt", hat mir meine befreundete Kollegin Ilse Gschwend geschrieben, die im Vorfeld dieser Publikation mein Manuskript kritisch kommentiert hat, wofür ich ihr sehr dankbar bin. „Sie kann auf so viele Arten passieren. Manchmal heilt einfach die Beziehung zwischen Menschen, die einander lieben und wertschätzen, manchmal hilft Kompensation im Beruf, eine innere Mission, der man sich verschrieben hat, ein Projekt, wandern, meditieren, das Praktizieren einer Religion, die Beziehung zu einem Tier. Dem Menschen, der sie sucht, erscheinen manche Wege hilfreicher als andere." Und auch: „Was Heilung ist, bestimmt der, der sie sucht, und nicht der, der sie anbietet."

Dem ist nichts hinzuzufügen.

22. DIE KUNST DER THERAPIE

„Der gute Therapeut muss für jeden Patienten eine neue Therapie erfinden. Therapie ist ein kreativer Akt.“

Irvin Yalom

Ein guter Therapeut ist ein Künstler, der als Wissenschaftler verkleidet daherkommt. Gleich einem Arzt, der sich um die Heilung des Körpers seines Patienten bemüht, will der Therapeut dessen Seele heilen. Beide suchen Antworten auf die Leiden des Menschen in ihrer jeweiligen Wissenschaft, der Medizin und der Psychologie. Vieles ist erforscht und beschrieben worden. Dennoch entzieht sich der einzelne Mensch immer wieder dem verallgemeinernden mechanistischen Verständnis, das der Wissenschaft eigen ist. Und so kommt es, dass das Mittel, das den einen heilt, beim anderen versagt.

Es langt also nicht, sein Sachgebiet erschöpfend zu studieren. Auch die langjährige berufliche Erfahrung allein hilft da nicht weiter. Beides ist natürlich wichtig, legt es doch die Grundlage für eine wirksame heilende Tätigkeit.

Die Anamnese ist ein sinnvolles Hilfsmittel, die persönliche Geschichte des Klienten und damit dessen Vergangenheit zu verstehen, die bis in die Gegenwart hineinreicht. In der Folge interpretiert der Therapeut die sich in der Geschichte des Klienten verbergenden Dynamiken nach seinem, von seiner jeweiligen Lehrschule geprägtem, therapeutischem Verständnis, erstellt Hypothesen und erwägt mögliche Heilungsansätze. Es ist ein erster Schritt, der auf den generellen Erfahrungen der Psychotherapie sowie den persönlichen Erfahrungen des Therapeuten basiert. Man könnte dies die versammelte Erfahrung der Vergangenheit nennen.

Doch das reicht nicht aus, um die Wirklichkeit des Klienten zu erfassen, denn diese ist einzigartig und damit neu für den Therapeuten.

Wissen und Können sind die Zutaten einer jeden künstlerischen Tätigkeit, sei es die Musik, die Malerie oder die Poesie. Doch es braucht etwas, das darüber hinausgeht, etwas, das nicht aus der Vergangenheit kommt, sondern aus der unmittelbaren Begegnung mit der Gegenwart. Es sind dies die Intuition und die schöpferische Inspiration. Dank ihnen wird auch die Therapie zur Kunst. Erst dadurch wird die Therapie dem Individuum gerecht und fähig, auf die Einzigartigkeit eines Klienten einzugehen. So gilt es für den Therapeuten, absichtslos präsent zu sein, um die Wirklichkeit seines Klienten intuitiv zu erfassen, und dann darauf eine schöpferische Antwort zu geben.

Was braucht der Klient zur Heilung? Diese Frage kommt gleichsam aus der nahen Zukunft auf den Therapeuten zu. Die Antwort darauf ist mehr als eine blosse Ableitung aus vergangenen Erfahrungen, sie ist ein intuitives Erfassen der gegenwärtigen Wirklichkeit seines Klienten und dem, was fehlt. So hat die Intuition einen festen Platz im therapeutischen Szenario. Übrigens haben auch viele wissenschaftliche Erkenntnisse in der Intuition ihren Ursprung, wie zahlreiche Anekdoten belegen. Man denke nur an den Apfel, der Newton auf den Kopf fiel. Mir kommt die populäre Fernsehserie „House“ in den Sinn. Was den Protagonisten Dr. Gregory House von seinen Ärztekollegen unterscheidet und ihn zu einem erstklassigen Arzt macht, ist nicht sein umfangreiches Fachwissen, sondern seine intuitiven Einsichten, die im unerwartetesten Moment auftreten und zu einem lösenden Verständnis der Dolenz seines Patienten führen.

Ein wahrer Künstler ist fähig, etwas von der grösseren Wirklichkeit zu erfassen, die ihn umgibt und über seine eigene begrenzte persönliche Geschichte hinausgeht, und dieser einen schöpferischen Ausdruck zu geben. Dies unterscheidet ihn von der Legion der Kunsthandwerker.

In der gleichen Weise erfasst ein guter Therapeut etwas von der Wirklichkeit seines Klienten und ist fähig, darauf eine neue, einzigartige, auf den Klienten gemünzte Antwort zu geben. Ist diese Antwort in der unmittelbaren Zukunft des Klienten inspiriert, trägt sie unweigerlich zu seiner Heilung bei. So wird die Therapie zu einem kreativen Akt, bei dem sich Wissen, Können, Intuition und Inspiration einander in die Hände spielen.

23. EINEN HEILENDEN RAUM SCHAFFEN

„Heilung ist, was der Seele gut tut und ihr Frieden bringt."

Jutta ten Herkel

Es sind nicht allein die Fähigkeiten und die Erfahrung des Therapeuten, nicht allein seine liebevolle und urteilsfreie Haltung, die Heilung ermöglicht. Denn wenn das für sich genug wäre, dann könnte ein Therapeut Heilung „machen". Dies stimmt natürlich bis zu einem gewissen Grade, doch ist sein persönlicher Erfolg begrenzt. Er gibt sein Bestes, müht sich ab, und hin und wieder hat er dann ein Erfolgserlebnis. *Doch mehr als ein Handeln erfahre ich Heilung als Raum.* Man könnte es auch ein Feld nennen, in dem sich beide, Therapeut und Klient, und im Falle einer therapeutischen Gruppe auch die übrigen Teilnehmer aufhalten. Ein Raum ist mehrdimensional und wird von seinem Umfeld begrenzt. Er hat eine eigene Atmosphäre, die durch die sich in ihm aufhaltenden Menschen verändert werden kann. Wenn es gelingt, diesen Raum in einen heilenden Raum zu verwandeln, geschieht in den Anwesenden auf spontane Weise etwas Heilendes. Seine heilsame Atmosphäre geht über das persönliche Wirken des Therapeuten hinaus. Der Klient erfährt dann eine unterstützende Kraft, die ihm ermöglicht, eine heilende Bewegung in sich zuzulassen. Diese Kraft erfasst alle Anwesenden in jeweils eigener Weise, auch den Therapeuten.

In einem heilenden Raum gewinnt der heilende Prozess des Betroffenen an Kraft, schreitet tiefgehender und auch schneller voran als unter gewöhnlichen Umständen. Deswegen ist es für jeden Therapeuten interessant, dieses Phänomen zu verstehen. Denn wenn es einem möglich ist, diesen heilenden Raum bewusst zu erschaffen, gewinnt das therapeutische Handeln an Wirksamkeit, was in der Folge allen Beteiligten zugute kommt.

Wie kann einer also dazu beitragen, damit dieses heilende Umfeld entsteht und eine heilende Bewegung im Betroffenen in Fluss kommen kann? Um es vorwegzunehmen: ich will hier kein mechanisches ‚Rezept' anbieten, das automatisch dazu führt, dass ein heilender Raum entsteht. Ich glaube auch nicht, dass es das gibt. Doch kann ich eine Reihe von Elementen beschreiben, die dazu beitragen, ihn gleichsam zu errichten.

Zuerst einmal verändert sich der Fokus des Therapeuten. Seine Aufmerksamkeit gilt nicht nur seinem Klienten oder der teilnehmenden Gruppe. Er achtet mehr darauf, diesen imaginären heilsamen Raum zu konstruieren, stellt ihn sich vielleicht auch konkret vor. In diesem Raum ist Platz für etwas Grösseres, das wirkt und beiträgt. Wesentlich für sein Entstehen ist die Präsenz des Therapeuten, die, da sie nicht ich-zentriert ist, etwas Grösserem Raum gibt. In diesem Grösseren zeigt sich eine spirituelle Dimension des Lebens. Ein Schamane würde vielleicht von den hilfreichen Geistern sprechen, ein gläubiger Therapeut von Gott, ein Esoteriker von kosmischer Energie, Bert Hellinger spricht vom Geist. Albert Einstein drückte es so aus: *„Das Schönste, was wir erfahren können, ist das Mysterium. Es ist die Quelle aller wahren Kunst und Wissenschaft.“* Ich brauche dieser Dimension keinen Namen zu geben, will sie bewusst nicht benennen, doch erlebe ich ihre Wirkung.

Für den heilenden Raum kommt mir als Metapher ein antiker Tempel in den Sinn, vielleicht auch wegen der gemeinsamen Wortwurzel von heilen – heil – heilig. Sein Unterbau ist die Liebe. Säulen bestehen aus der therapeutischen Ausbildung und der angesammelten professionellen und gelebten Erfahrung des Therapeuten. Zugleich geht mit der therapeutischen Ausbildung ein vieljähriger persönlicher Prozess einher, eine weitere wichtige Säule. Weitere Säulen werden durch das bewusste Pflegen des achtvollen Umgangs miteinander und dem Festigen der zwischenmenschlichen Beziehung geschaffen. Der Giebel des Tempels entsteht dank der Präsenz und der Haltung des Aufstellers. Er weisst nach oben, zum Grösseren hin.

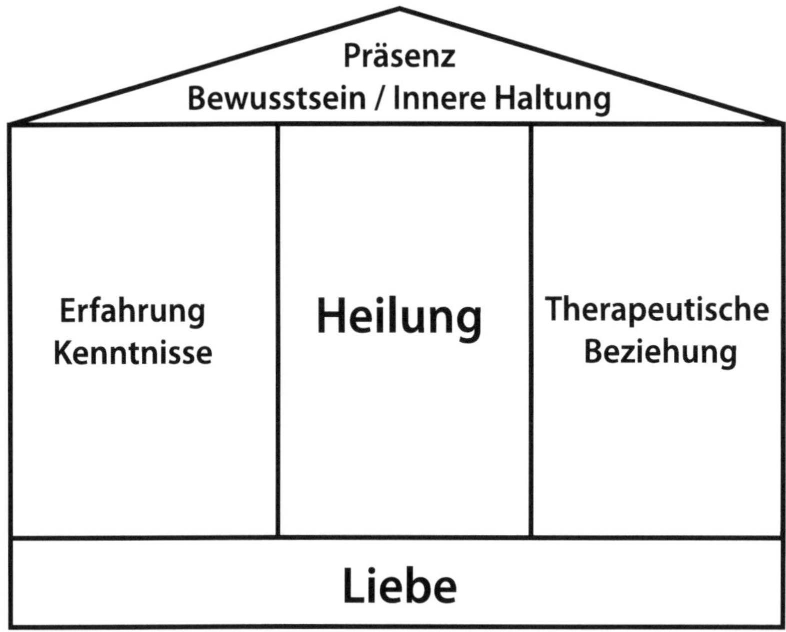

All diese Elemente waren bereits Inhalt der vorhergehenden Kapitel dieses Buches. Dennoch möchte ich die Präsenz und die Liebe des Therapeuten als Schlüsselelemente betonen. Ich kann Carl Rogers nur zustimmen, wenn er sagt: *„Es ist die Beziehung, die heilt."* Der achtungsvolle, urteilsfreie und herzliche Umgang mit den Teilnehmern während eines therapeutischen Seminars und insbesondere mit dem jeweiligen Betroffenen im Verlauf seiner persönlichen Arbeit sind wesentlich für das Erschaffen eines heilsamen Raumes. Der Gruppenleiter gibt damit gleich dem Dirigenten das *Do* vor, auf das sich sein Orchester einstimmt. Wieviele Heilung suchende Teilnehmer wurden im Laufe der Jahre von ihrem Therapeuten beschämt, subtil oder offen angegriffen, wodurch bei so manchen auch noch alte Wunden aufbrachen! Der Klient braucht das Erleben eines sicheren Umfeldes. Dies gilt ebenso für die Einzeltherapie. Diese Sicherheit zu gewährleisten, ist Verantwortung des Therapeuten.

Wenn jemand zulassen kann, zugleich verletzlich und in Harmonie mit dem anderen zu sein, und dies dem anderen auch zeigen kann, dann hat sich ein Gefühl von Sicherheit bei ihm eingestellt. Dafür bedarf es eines steten Einklangs und eines sich Einlassens von seiten des Therapeuten, der die Bedürfnisse seines Klienten wahrnimmt, anerkennt und sie damit zugleich normalisiert. Es gilt, sensibel zu sein für die Empfindungen des anderen, für sein inneres Tempo, für seinen augenblicklichen Zustand und für den aktuellen Moment seiner Entwicklung, und wohlgesonnen darauf zu reagieren. Darin zeigt sich seine liebevolle Haltung. Es ist dieses Extra, das zusammen mit der Präsenz entscheidend dazu beiträgt, dass ein heilender Raum entstehen kann.

24. DIE TEILNEHMENDE GRUPPE

"Das Leben ist die Kunst der Begegnung."

Vinicius

Wir sitzen alle im gleichen Boot. Die Probleme und Themen der einen unterscheiden sich nicht wesentlich von denen der anderen. Auch die Lebensfragen, denen wir uns stellen müssen, sind die gleichen. Aber zumeist ist einer sich dessen nicht bewusst und denkt, dass seine Lebenssituation einzig ist. Er fühlt sich dann oftmals als Sonderling, den die anderen nicht verstehen können. „Wenn diese wüssten, wie es um mich wirklich bestellt ist, wären sie entsetzt und würden mit Ablehnung reagieren!", ist eine häufige „dunkle" Fantasie.

In einem therapeutischen Gruppenseminar macht einer dann die *Erfahrung*, dass es anderen auch so geht, und diese Ähnliches durchgemacht und erlebt haben. Allein das ist schon heilsam und trägt zur Normalisierung innerer Konflikte bei. Wie oft habe ich einen Teilnehmer sagen hören, dass er dank der Arbeit eines anderen Beteiligten eine Einsicht gehabt und etwas Wesentliches für sich verstanden habe! Das Miterleben wird so zu einem Eigenen.

Dadurch geraten alle Teilnehmer in eine innere Bewegung, und zwar unabhängig davon, ob sie eine persönliche Arbeit im Rahmen des Seminars machen oder nicht. Diese innere Bewegung hält über das ganze Seminar hindurch an, in der Regel auch noch einige Tage oder Wochen darüber hinaus. Ein jeder druchlebt seinen eigenen persönlichen Prozess. Wesentlich dafür ist eine Haltung des Gruppenleiters, die allen Teilnehmern und ihrem jeweiligen Schicksal gleichermassen zugewandt ist. Gelingt es ihm, urteilsfrei und bejahend einem jeden gegenüber zu bleiben, dann können sich die Teilnehmer ihren jeweiligen Lebensthemen stellen und eine innere Bewegung zulassen.

Die Präsenz einer teilnehmenden Gruppe potenziert den heilenden Raum, denn er gewinnt dadurch an Kraft. Ausgehend von der Präsenz des Gruppenleiters entsteht bei den Teilnehmern allmählich ein Einstimmen auf das Gegenwärtige. Sie kommen in Einklang mit der eigenen Präsenz. Während eines Seminares haben die Teilnehmer oftmals das Gefühl, sich in einem zeitlosen, gegenwärtigen Raum aufzuhalten; die äussere Welt bleibt aussen vor, gerät für einige Stunden oder Tage in Vergessenheit. Stattdessen erleben sie ein in-Kontakt-sein mit sich selbst wie auch mit den anderen Teilnehmern und mit ihrer direkten Umgebung – Präsenz eben! Sie kommen ins Wesentliche. In der Folge erfahren sie im Kontakt mit den anderen Beteiligten mehr das mitmenschlich Verbindende als das Trennende. Beim Familienstellen potenziert sich dieser Effekt noch, erlebt man als Stellvertreter doch kurzzeitig im eigenen Körper Konfliktsituationen sowie Lebenserfahrungen anderer Menschen.

In einem Seminar zum Familienstellen ist es offensichtlich nicht allein die eigene Aufstellung des Klienten, die, sofern sie gelungen ist, eine heilende Bewegung in ihm anstösst, ihr einen neuen wesentlichen Impuls gibt oder sie zu einem guten Abschluss bringt. Das Erleben des gesamten Wochenendes mit all den verschiedenen Aufstellungen, den Bemerkungen des Therapeuten und den Begegnungen unter den Teilnehmern in dieser ständig vertrauensvoller und offener werdenden Atmosphäre, in der die mit dem Schmerz einhergehende, uns in der Tiefe bewegende Liebe mit der Zeit so deutlich zu spüren, ja beinahe im Raum greifbar ist, all dies ist es, das in seinem Zusammenspiel eine heilende Bewegung in allen Teilnehmern hervorruft. Das gleiche geschieht oftmals bei einem mehrtägigen therapeutischen Gruppenseminar, in dessen Verlauf die Herzen der Teilnehmer berührt werden und an der Liebe rühren.

Ich möchte dieses Kapitel mit einen Gedanken von Rainer Maria Rilke beschliessen: *„möge das Leben Ihnen aufgehen, Tür um Tür; mögen Sie in sich die Fähigkeit finden, ihm zu vertrauen, und den Mut, gerade dem Schweren das meiste Vertrauen zu geben…*

…Was von uns verlangt wird, ist, dass wir das Schwere lieben und mit dem Schweren umgehen lernen. Im Schweren sind die freundlichen Kräfte, die Hände, die an uns arbeiten. Mitten im Schweren sollen wir unsere Freuden haben, unser Glück, unsere Träume: da, vor der Tiefe dieses Hintergrunds, heben sie sich ab, da sehen wir erst, wie schön sie sind. Und nur im Dunkel der Schwere hat unser kostbares Lächeln einen Sinn; da leuchtet es erst mit seinem tiefen, träumenden Licht, und in der Helligkeit, die es für einen Augenblick verbreitet, sehen wir die Wunder und Schätze, von denen wir umgeben sind.“

25. ZEIGE DEINE WUNDE!

„Nur das Unbekannte ängstigt die Menschen.
Sobald man ihm die Stirn bietet,
ist es schon kein Unbekanntes mehr,
besonders wenn man es mit hellsichtigem Ernst betrachtet."

Antoine de St. Exupéry

Wir neigen dazu, den Schmerz und das Schwere zu meiden. Wir wollen unseren schmerzhaften Erinnerungen nicht ins Auge sehen, selbst wenn das Vermeiden unserer Wunden ein ständiges Leiden zur Folge hat. Doch ein „Dämon", dem man nicht ins Auge schaut, gewinnt an Kraft. Wir fürchten ihn und stellen uns all das Furchtbare vor, was passieren könnte, wenn wir ihm begegnen würden. So wird er uns fremd und macht uns Angst. Zugleich wird dessen Einfluss im täglichen Leben immer spürbarer. Mit der Zeit vermeiden wir nämlich alles, was mittelbar mit dem Gemiedenen zu tun hat. Dadurch verengt sich unser Leben immer mehr. Alles wird immer irrealer, denn es geht so der Kontakt mit der Wirklichkeit verloren.

Im Kontakt mit der Wirklichkeit gewinnt ein Mensch seine Einsichten und erfährt seine wahrhaften Gefühle. Im Kontakt mit seiner Wunde sind es verschiedene, sich widersprechende Gefühle, die an die Oberfläche kommen. Doch in der Regel ist die Erfahrung eines jeden authentischen Gefühls, sei es Schmerz, Trauer, Liebe, Wut, Angst, Freude etc. kurz und heftig, während ihr Vermeiden endloses Leiden ist.

Um die Dynamik des Leidens und Vermeidens zu durchbrechen, gilt es, sich seine einstmals erlittene Wunde anzuschauen, sie sich gewissermassen selbst zu zeigen. St. Exupery spricht im obigen Zitat vom „hellsichtigen Ernst", den es dazu braucht. In dieser Haltung, dem ein innerer

Beobachter beiwohnt, ist es einem möglich, die Wunde zu reinigen, zu desinfizieren und zum Abheilen zu bringen. Es ist der Kontakt mit der Wirklichkeit, so wie sie ist und war, der heilt. Nur dann kann sich die Vergangenheit von der Gegenwart trennen, so dass die Zukunft nicht länger eine Verlängerung der Vergangenheit ist.

Was eine schmerzhafte Erfahrung zu einer traumatischen Wunde macht, ist nicht allein das Geschehen an sich. Wesentlich ist, was danach passiert. Gibt es jemanden, der einem beisteht, sich das Geschehene anhört, den Betroffenen in Schutz nimmt, ihn tröstet und beruhigt? Oder bleibt der Betroffene allein, dem Schweigen und Unverständnis seiner Mitmenschen ausgesetzt?

In dieser Hinsicht ist das Zeuge-sein von Bedeutung. Wie wichtig ist es für manchen Menschen, dass seine Geschichte von anderen gehört, ernstgenommen und als wirklich bestätigt, das heisst bezeugt wird! Dies ist vor allem dann der Fall, wenn die damaligen Familienmitglieder, Mitmenschen oder Zeitgenossen das Geschehene verschwiegen oder schlicht verharmlosten, wie es zum Beispiel bei sexuellem Missbrauch, fortdauernder Vernachlässigung oder Gewalterfahrungen wie ständige Prügel, Folter oder Genozid häufig vorkommt. Dieses achtungsvolle und zugleich mitfühlende Zeuge-*sein* des Therapeuten und gegebenenfalls der Gruppenteilnehmer kann eine unglaublich heilsame Wirkung haben. Es hilft dem Betroffenen, sich selber ernstzunehmen, sowie seine eigene Wahrheit zu erkennen und anzunehmen, die von den damals Beteiligten in Frage gestellt oder gar als Lüge dargestellt wurde und oftmals immer noch wird. Und es hilft ihm, den Mantel des Schweigens zu zerreissen.

Es trägt auch dazu bei, dass er seine eigene Würde und Integrität zurückgewinnt, die ihm damals zerstört wurde. Was damals geschah, hatte ihn zu einem hilflosen Objekt degradiert, zu einer Sache, mit der achtlos umgegangen wurde und man machen konnte, was man wollte. Er wurde weder als Mensch gesehen noch als solcher geachtet, seine Würde wurde mit Füssen getreten. Viele Betroffene haben das Gefühl, dass ihnen damals gleichsam die Türen und Fenster aufgebrochen wurden und seitdem offenstehen, keinen Schutz mehr bietend vor dem Unbill der Aussenwelt. Es fällt ihnen schwer, sich auf eine natürliche Art abzugrenzen. Darum ist für manch einen Menschen das Wiederherstellen der eigenen persönlichen Sphäre und seiner Integrität ein wesentliches Element der Heilung, dem man gar nicht genug Aufmerksamkeit widmen kann. Dies gilt sowohl seitens des Therapeuten als auch von Seiten seines Lebenspartners und seiner Freunde. Doch nur wenn der Betroffene seine Wunde zeigt, hat sein Umkreis die Möglichkeit, sich ihrer bewusst zu werden und achtsam mit ihr umzugehen. Dem widerspricht nicht, dass einer sehr wohl abwägt, wem er persönliche und intime Einzelheiten seines Lebens anvertraut und wem nicht, um sich vor groben und achtlosen Reaktionen zu schützen.

26. DIE INNEREN BILDER

„Es gibt keine Fehler, nirgendwo, niemals.
Wenn etwas falsch erscheint,
dann liegt das nur an deinen eigenen falschen Vorstellungen,
das ist alles.“

Robert Adam

Die Seele „denkt“ in Bildern. Innere Bilder haben Kraft. Aus diesem Grund sagt uns eine treffende Metapher mehr als tausend Worte. Auch in unserem Unterbewusstsein sind es vor allem bildliche Erinnerungen und Eindrücke, die weiterwirken. Diese Bilder haben ihren Ursprung vor allem in unserer persönlichen Lebensgeschichte, aber auch in den Gruppen und sozialen Systemen, denen wir angehören. Dies ist in erster Linie die eigene Herkunftsfamilie, deren gesammelte Erinnerungen zum kleineren Teil bewusst, zum grossen Teil unbewusst auf uns gekommen sind. Es ist aber auch das gesellschaftliche und religiöse Umfeld, das uns mit seinen Bildern geprägt hat. Aus all diesen Quellen gespeist, machen wir uns eine Vorstellung vom Leben, von den anderen und von uns selbst. Unbewusst oder bewusst ziehen wir daraus Schlussfolgerungen und kommen zu Entscheidungen, und leben in der Folge danach.

Wir leben unsere inneren Bilder und inszenieren sie immer wieder aufs Neue. Sie prägen das Drehbuch unseres Lebens[28]. Sie bilden auch den Filter, durch den wir unsere gelebten Erfahrungen interpretieren. Man braucht nur den Versionen zweier Partner, die sich in einer Beziehungskrise befinden, zuzuhören. Ihre Geschichten unterscheiden sich oftmals dermassen, dass man meinen könnte, sie seien mit einem anderen Menschen liiert, nur nicht mit dem, den sie an ihrer Seite haben! So habe

28 Das Konzept des ‚life skript‘ wurde von Eric Berne entwickelt, dem Begründer der Transaktionsanalyse.

ich in der Therapie eine Faustregel, die sich immer aufs Neue bestätigt: letztendlich sind die Guten nicht so gut und die Bösen nicht so böse, wie der Klient von ihnen denkt. Das gilt auch für sein Bild, das er von sich selbst hat.

Unsere Erinnerungen und Vorstellungen sind geprägt von der Polarität, die sich zwischen der Anziehung und dem Ablehnen entfaltet. Was uns gefällt, wollen wir um uns haben und an uns binden. Was uns schmerzt, meiden wir nach Kräften. In der Regel geben wir diesen Seiten des Lebens auch Etiketten, und zwar „gut" und „böse". Anstatt das Leben so zu nehmen, wie es ist, bewerten wir es nach dem, was uns gut und richtig, sowie dem, was uns falsch und böse erscheint. Doch das Leben ist ein Ganzes, das selber nicht zwischen gut und schlecht unterscheidet. So sind es gerade unsere Vorstellungen und Bilder, die wir uns von uns und unserer Umwelt machen, die uns Probleme bereiten. In ihrer Mehrzahl sind diese Vorstellungen nämlich begrenzend und unvollständig, manchmal gar „ver-rückt". Sie verzerren die Wirklichkeit.

Therapie ist eine Begegnung mit sich selbst. Wenn die Rahmenbedingungen gegeben sind, findet der Klient den Mut, sich in Begleitung seines Therapeuten schmerzhaften und unangenehmen Situationen, Gefühlen, Erinnerungen zu stellen, die er normalerweise vermeidet. Dies heisst für ihn auch, sich seiner in der Regel widersprüchlichen Gefühle bewusst zu werden und sie in ihrer Gesamtheit zuzulassen, denn oftmals meidet er einen Teil von ihnen. Dadurch fügen sich neue Elemente in seine alte, oftmals erzählte oder innerlich gedachte Geschichte ein und verändern sie. Die innere Wirklichkeit wird immer vollständiger erfahren.

Die heilende Kraft des Familienstellens liegt vor allem auch darin, dass eine Aufstellung dem Klienten ermöglicht, ein anderes, vollständigeres Bild zu haben als das, was er lange Zeit hindurch von gewissen Ereignissen seines Lebens gehabt hat. In den Aufstellungen zeigen sich sozusagen alte Wahrheiten und neue Möglichkeiten. Die bildhafte Sprache einer Aufstellung, die einer Metapher gleicht, ist eindringlicher als blosse Worte, sie geht tiefer. Der Klient nimmt ein heilsames Bild in sich auf und kann in der Folge weiter damit arbeiten.

In dieser Begegnung mit sich selbst erlebt der Klient also bislang ausgegrenzte Teile seiner Wirklichkeit. Meistens sind es bestimmte Erinnerungen, Gefühle oder Schlussfolgerungen, die ausgeblendet sind, doch können es auch ganze Lebensabschnitte sein, die so schwer für ihn waren, dass er sie zu einem bestimmten Zeitpunkt einfach beiseite geschoben und ‚vergessen' hat, um weiterleben zu können. Bei schwer traumatisierten Personen, die in der Folge eine multiple Persönlichkeit entwickelten, bedeutet Therapie Heilung und Integration von geschädigten, abgespaltenen Teilen ihrer Persönlichkeit. In anderen Fällen sind es Aspekte der Familienwirklichkeit, die als Folge eines systemischen Traumas verdrängt wurden, die im Klienten wirken und von ihm angeschaut werden wollen.

Ich habe einmal ein Tagesseminar mit Jugendlichen gegeben. Mich faszinierte, wie sie allesamt nicht mehr als zwei Sätze brauchten, um mir zu sagen, warum sie eine Aufstellung machen und was sie gerne erreichen wollten. Wir konnten uns direkt dem Kern ihrer jeweiligen Probleme zuwenden. Wie anders sind dagegen wir Erwachsene! Hat ein Erwachsener ein Problem, versucht er es gedanklich zu begreifen, um es zu lösen. Nachdem er zahllose Male darüber nachgedacht hat, sich innerlich im Kreise drehend, hat er zu dem Problem dann auch eine oder gar mehrere langwierige Erklärungen. Doch wenn sich sein Problem in der Folge nicht löst, kann man davon ausgehen, dass sein Verständnis und seine Wahrnehmung unvollständig sind oder schlicht daneben liegen.

Von daher ist es ein gutes Zeichen, wenn der Klient während der Therapie ins Staunen kommt! Er entdeckt dann nämlich etwas Neues. Das erweitert in der Folge seine Sichtweise, kann seine alte Sicht der Dinge manchmal sogar richtiggehend aus den Angeln hebeln. Mit anderen Worten: staunt er, ‚wundert' er sich, verändert sich damit sein inneres Bild, das er von seinem Problem hat. Wenn diese Entdeckung, statt auf seiner gedanklichen Liste eine weitere Erklärung für sein Problem hinzuzufügen, ihm hilft, vom Verstehen ins Erleben zu kommen und innerlich weiter zu werden, kommt es zu einer integrierenden Bewegung im Klienten. Er wird heiler.

Friedrich Nietzsche sagte: *„Die Wahrheit ist ein Heer von Metaphern in Bewegung"*. Wie recht er damit hat! Verändern sich unsere Wahrheiten nicht fortwährend? Sie tun es, und zwar in dem Masse, in dem sich unsere inneren Bilder bewegen. Ein verändertes inneres Bild, sofern es vollständiger und einschliessender ist und damit der Wirklichkeit gerechter wird, entfaltet eine heilende Wirkung.

27. HEILUNG ALS INTEGRIERENDE HALTUNG

„Wir müssen unser Dasein so weit, als es irgend geht, annehmen;
alles, auch das Unerhörte, muß darin möglich sein.
Das ist im Grunde der einzige Mut, den man von uns verlangt:
mutig zu sein zu dem Seltsamsten,
Wunderlichsten und Unaufklärbarsten, das uns begegnen kann.
Daß die Menschen in diesem Sinne feige waren,
hat dem Leben unendlichen Schaden getan;
die Erlebnisse, die man «Erscheinungen» nennt,
die ganze sogenannte «Geisterwelt», der Tod,
alle diese uns so anverwandten Dinge,
sind durch die tägliche Abwehr aus dem Leben so sehr
hinausgedrängt worden, daß die Sinne,
mit denen wir sie fassen könnten, verkümmert sind.
Von Gott gar nicht zu reden."

Rainer Maria Rilke

Ich beginne mit diesen Worten Rilkes, weil sie vom Mut handeln, sich dem Ausgegrenzten zu stellen und es anzunehmen. Im Grunde beschreibt er damit den Weg der Heilung. Vom ins Leben treten bis zum aus dem Leben scheiden sind wir ständig gefordert, zu wachsen und uns zu weiten, um all dem, was das Leben ist und es ausmacht, – gerade auch dem Unbekannten -, in uns Raum zu geben. Wir reifen in dieser Bewegung. Bleiben wir stehen, weil uns das Neue oder das bereits Vergangene Angst macht, werden wir steif und verengen, bis wir schliesslich erkranken oder leiden. Dann suchen wir nach Heilung.

Viele Menschen hadern mit dem Leben. Sie fühlen sich vom Leben ungerecht behandelt oder überfordert, und wünschen sich ein anderes. Doch damit schwächen sie sich nur. Ihre Haltung verhindert, dass sie das Leben annehmen, so wie es ist und so wie es war, und die Verantwortung für sich übernehmen.

Nehmen wir das Leben, wie es ist. Es gibt kein anderes! Ich las einmal einen Artikel über eine Untersuchung zu der Frage: Was unterscheidet die erfolgreichen und von ihrem Leben erfüllten Menschen von den anderen, was macht ihren Erfolg aus? Das Ergebnis war, das der einzige signifikante Unterschied deren Fähigkeit war, sich für ihr Leben verantwortlich zu machen und dementsprechend zu handeln, und zwar auf tagtäglicher Basis.

Wie das Wort ‚Heilung' schon besagt, geht es um das heil werden. Doch wie kann einer ganz werden? Wie das Verletzte, Zerbrochene in sich heilen? Auch hier ist die Antwort eine paradoxe: die Wunde anschauen und sie seinlassen. Um heil zu werden, bewegen wir uns also in diesem Paradox auf der Suche nach dem rechten Mass. Haben wir es gefunden, spüren wir es unmittelbar als eine Leichtigkeit im Körper und als Frieden in der Seele.

Wer von seiner Vergangenheit nichts wissen will, der ist dazu ‚verdammt', sie wieder zu erleben. Das Vergangene holt ihn wieder ein. Ein ums andere Mal inszeniert er seine unerlösten Geschichten, die als innere Bilder in ihm weiterwirken, bis er noch einmal mit hellsichtigem Ernst genau hingeschaut hat. In diesem Blick liegt ein Bejahen, ein Annehmen von dem, wie es gewesen ist. Im Grunde ist es dieser innere Vollzug, den wir meinen, wenn wir vom Verzeihen reden. Erst dann kommen unsere alten Geschichten zur Ruhe. Sie verschwinden nicht, doch haben sie ihren angemessen Platz in uns gefunden.

Doch gilt es ebenso, das Gewesene seinzulassen, denn es führt uns weg aus der gegenwärtigen Präsenz in die Vergangenheit. Und die Gegenwart ist der einzige Moment, in dem wir wirklich leben. Wenn wir bewusst in ihr verweilen, gibt es nichts anderes, auch keine alten Wunden. Die

Vergangenheit ist vorbei, die Zukunft nocht nicht da. In kleinen Kindern ist diese totale Präsenz und Lebensfülle offensichtlich, bei ihnen gibt es nichts anderes als den gegenwärtigen Moment.

Es gibt noch eine weitergehende Dimension der Heilung. Diese reicht über unsere persönliche Geschichte hinaus und umfasst das ganze Leben. Um ganz zu werden, gilt es, alles als etwas Eigenes zu bejahen, was in der Aussenwelt geschieht, vor allem auch „das Hässliche". Jede Ablehnung ist ein Aussenvorlassen, ein „damit habe ich nichts zu tun". Damit trennt sich einer ab von der Wirklichkeit und identifiziert sich mit seiner kleinen begrenzten Persönlichkeit. Doch diese ist im Grunde ein Schein, ein illusionäres Konstrukt. Ist sie auch sinnvoll und notwendig, um sich in der Welt zurechtzufinden, so ist sie doch bei weitem nicht alles. Nicht umsonst sprechen wir von den Wesensanteilen Seele und Geist, an denen wir teilhaben. Einer ist mehr als seine Persönlichkeit, als sein Ego. Zu leben heisst, sein Bewusstsein zu weiten, allem so weit wie möglich innerlich Raum zu geben, es gleichsam in sich aufzunehmen. Diese Bewegung hat kein Ende, denn das Leben ist unbedingt grösser als wir. Doch in dieser Bewegung wird einer immer heiler.

Zum Abschluss gebe ich noch einmal Rilke das Wort:" *Und im Übrigen lassen Sie sich das Leben geschehen. Glauben Sie mir: das Leben hat recht, auf alle Fälle."*

28. DIE BEZIEHUNG ZWISCHEN VERGANGENHEIT, GEGENWART UND ZUKUNFT

„Wenn sich die Vergangenheit vom hier und jetzt trennen kann, erscheint die Zukunft.“

Judith Rothen

Jegliches therapeutische Wirken hat zum Ziel, den Menschen zu befähigen, mehr und mehr in der Gegenwart zu leben, um *gegenwärtig zu sein*. Nur im hier und jetzt sind wir wahrhaft lebendig. Die Wunden, die uns dazu bringen, nach Heilung zu suchen, stammen aus vergangenem Erlebten. Viele Menschen leben in der Folge ihr Leben nach rückwärts gewandt. Sie hadern mit oder trauern um das Vergangene, oder erleben es immer aufs Neue, da sie es mit aller Kraft zu vermeiden suchen. Auch die Flucht nach vorne in eine ‚bessere Zukunft‘ bleibt eine Flucht vor etwas Altem.

Dies erinnert mich an einen Engel der Geschichte, den Walter Benjamin in kurzen Worten wie folgt beschrieben hat: *„Es gibt ein Bild von Klee, das Angelus Novus heißt. Ein Engel ist darauf dargestellt, der aussieht, als wäre er im Begriff, sich von etwas zu entfernen, worauf er starrt. Seine Augen sind aufgerissen, sein Mund steht offen und seine Flügel sind ausgespannt. Der Engel der Geschichte muß so aussehen. Er hat das Antlitz der Vergangenheit zugewendet. Wo eine Kette von Begebenheiten vor uns erscheint, da sieht er eine einzige Katastrophe, die unablässig Trümmer auf Trümmer häuft und sie ihm vor die Füße schleudert. Er möchte wohl verweilen, die Toten wecken und das Zerschlagene zusammenfügen. Aber ein Sturm weht vom Paradiese her, der sich in seinen Flügeln verfangen hat und so stark ist, daß der Engel sie nicht mehr schließen kann. Dieser Sturm treibt ihn unaufhaltsam in die Zukunft, der er den Rücken kehrt, während der*

Trümmerhaufen vor ihm zum Himmel wächst. Das, was wir den Fortschritt nennen, ist dieser Sturm.“

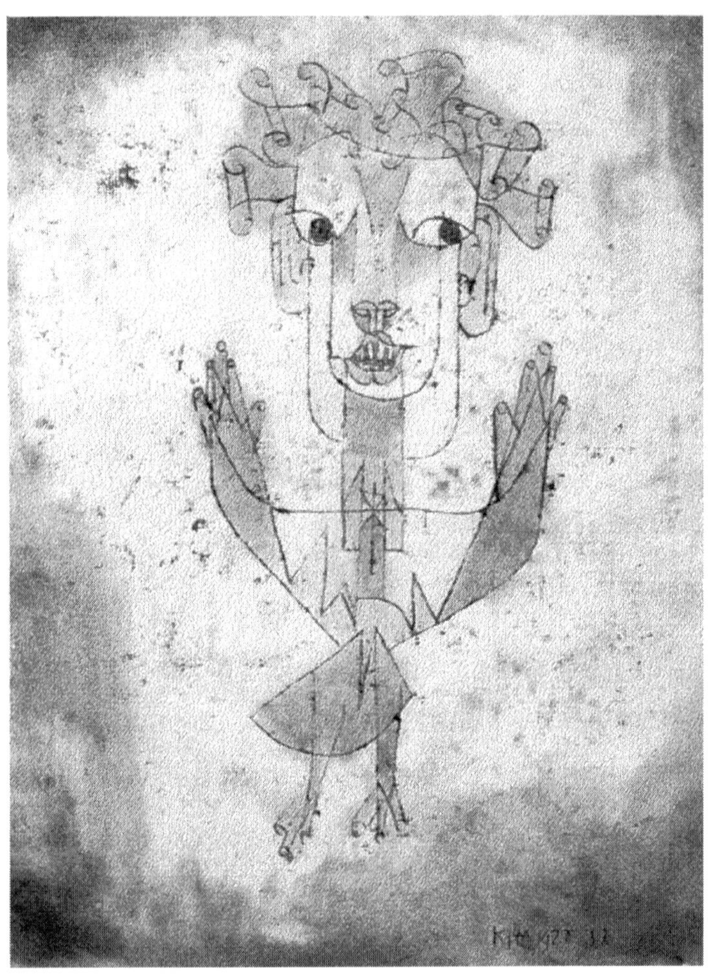

In der Haltung des Engels ist die Zeit etwas Lineares, das sich geradewegs von der Vergangenheit über die Gegenwart in die Zukunft erstreckt. Die Gegenwart ist Ergebnis der Vergangenheit, und die Zukunft wird Frucht der Gegenwart sein. Denn der Engel schaut zurück und alles scheint ihm eine Verlängerung der Vergangenheit. So leben viele Menschen ihr Leben und wundern sich dann, dass alles beim Alten bleibt. Selbst an eine unbefriedigende oder leidvolle Situation kann man sich so gewöhnen; sie gleicht mit der Zeit einem alten unbequemen Bekannten, mit dem man umzugehen gelernt hat.

Es gibt also eine Zukunft, die im Grunde als Ergebnis der Wirkung von Vergangenheit und Gegenwart erfahren wird. Wir erwarten sie so und nicht anders. Damit haben wir scheinbar das Leben unter Kontrolle. Dies gibt uns ein Gefühl von Sicherheit. Dass dies ein weitverbreitetes Bedürfnis der Menschen ist, kann man daran sehen, dass es in unserer Gesellschaft möglich ist, eine Versicherung für alles und jedes abzuschliessen. Auf diese Weise bannt einer das Unbekannte, das ihm Angst macht.

Doch die Zukunft kommt uns auch von vorne, aus dem Unbekannten entgegen. Es sind unvorhersehbare Ereignisse, die plötzlich eintreffen, auch wenn zuvor nichts darauf hingedeutet hat. Wir wissen zwar nicht, wann es passiert, können aber fest davon ausgehen, das ein unwahrscheinliches Ereignis mit Sicherheit dann und wann in unser Leben tritt, alles über den Haufen wirft und uns die Tür zu neuen Möglichkeiten öffnet.

Diese auf uns zukommende, unmittelbare Zukunft, die nichts mit der Vergangenheit zu tun hat, lässt sich eher erfassen, wenn es einem gelingt, gegenwärtig zu sein. Die eigene Präsenz trennt einen dann gewissermassen vom Vergangenen. Es verschwindet dadurch nicht, wird nicht geleugnet oder abgewehrt, doch ruht es in einem. Dadurch ist einer offener dafür, dass sich eine ihm unbekannte Zukunft zeigt, und sich dann auch auf sie einzulassen.

Es gilt für den Klienten, seine Vergangenheit von seiner Gegenwart zu scheiden. Alle Therapieformen widmen sich diesem Unterfangen. Einige analysieren dazu hauptsächlich die vergangene Lebensgeschichte des

Klienten, andere konzentrieren sich auf das ‚hier und jetzt', wieder andere versuchen, die Zukunft zu konstruieren. Es liegt an der persönlichen Vorliebe des Klienten, welchen Weg er einschlägt. Doch entscheidender als jede Methode ist der Therapeut, in dessen Hände sich der Klient begibt, und dessen Können und Beziehungsfähigkeit. Ob die Therapie „funktioniert", kann der Klient daran ersehen, inwieweit er gegenwärtiger wird. Wenn er einen grösseren Handlungsspielraum in seinem Leben erlangt hat als zuvor und fähig ist, die Verantwortung für sein Handeln zu übernehmen, dann hat er an Freiheit für seine Gegenwart gewonnen. Eine Gegenwart, die eine ihr innewohnende, eigene Kraft entfaltet und nach vorne schaut, in eine unbekannte Zukunft hinein.

29. KRANKHEIT UND HEILUNG

„Ich sehe Krankheit als etwas, was zum Leben gehört. Sie ist ein wichtiger, vielleicht sogar der wichtigste Aspekt unserer Heilung. Krankheiten tragen dazu bei, dass wir innerlich heil und ganz werden. Sie sind also nicht das Gegenteil von Heilung, sondern Teil eines ganzheitlichen Heilungsprozesses."

Wilfried Nelles

Diese Worte von Wilfried Nelles stellen den allgemein üblichen Umgang mit Krankheiten auf den Kopf. Oder sollte man besser sagen, auf die Füsse...

Unser Gesundheitswesen behandelt Krankheit als ein unerwünschtes isoliertes Phänomen; als einen Feind, den es zu besiegen und so schnell wie möglich zum Verschwinden zu bringen gilt. Dieses Verständnis ist in der Bevölkerung weitverbreitet. Daraus resultiert eine Haltung, bei der einer gegen eine Krankheit ankämpft, die in ihm selbst ihren Platz hat, und seinen Körper und Seele als Schlachtfeld begreift. Das dies ein merkwürdiges Bild von Heilung ist, ist offensichtlich.

Krankheiten formen Teil des Lebens und des Todes, und damit der menschlichen Natur. Sie sind uns also nicht fremd. In diesem Sinn ist nichts Schlechtes an ihnen. Carl Gustav Jung sagte einmal, dass einer „nicht seine Krankheiten heilt, sondern dass es die Krankheiten sind, die einen heilen". Heilung bedeutet, zu sich selbst zu kommen und im Einklang mit sich zu sein. So kann eine Krankheit ein Botschafter sein, um uns auf etwas Wesentliches für unsere Heilung hinzuweisen. Es ist ja nichts Neues, dass ein seelischer Konflikt Einfluss auf den Körper hat und sich in einer Krankheit manifestieren kann. Das ist das Grundverständnis der ganzheitlichen psychosomatischen Medizin. Im Familienstellen wird deutlich, dass auch Konflikte, die aus dem eigenen

Familiensystem auf einen zukommen, zu krankheitsfördernden Dynamiken werden können. [29]

Einer Krankheit zuzustimmen, bringt uns in Kontakt mit der grossen Kraft des Nicht-Widerstandes. Eine andere mögliche Haltung ist also eine, bei der jemand sich und seinen Körper pflegt und ihn so nimmt, wie er ist, auch mit seinen Krankheiten und seinem Altwerden. Behandelt er sich in dieser Weise liebevoll, ist es leichter möglich, seine Aufmerksamkeit von der Krankheit als isoliertes Phänomen weg auf sich und sein Leben als Ganzes zu richten. Oftmals kann sich eine Krankheit nämlich zurückziehen, wenn ihr tieferer Sinn in unserem Leben gesehen und verstanden ist. Die Selbstheilungskräfte eines Menschen sind immens. Besonders interessant sind dabei gerade die verblüffenden Geschichten von spontanen Heilungen schwerer und eigentlich tödlicher Krankheiten, die so eigentlich gar nicht geschehen dürften und die Ärzte zum Staunen bringen. Doch wenn wir von Wundern sprechen, sagen wir damit bloss, dass wir ein Geschehen noch nicht in seiner Tiefe verstanden haben und es uns darum nicht anders erklären können.

Ein 65jähriger Mann lässt sich wegen Bauchschmerzen in einer Klinik untersuchen. Er hat einen bösartigen Tumor in der Bauchspeicheldrüse mit Metastasen in Lunge und Leber. Der Arzt sagt ihm, dass bei der weit fortgeschrittenen Krankheit Chemotherapie und Bestrahlung nicht mehr sinnvoll seien. Er könne noch etwa ein halbes Jahr leben.

Am Abend nach der Entlassung sagt er zu seiner Frau: „Jetzt habe ich noch ein halbes Jahr Zeit. Mein ganzes Leben lang habe ich viel für andere getan, für dich, Liebe, für unsere Kinder, für den Beruf, den Verein, die Politik. Jetzt will ich mir einen Jugendtraum erfüllen: Ich fliege nach Mexiko und wandere durch das Land und besteige den Popocatépetl und den Iztaccíhuatl."

29 Ein Buch dazu, das ich sehr empfehlen kann, ist von Stephan Hausner; „Auch wenn es mich das Leben kostet!"

Wie in jungen Jahren packt er seinen Rucksack und fliegt nach Mexiko City. Bei der Zollkontrolle merkt er, dass er den Beutel mit den schmerzstillenden Medikamenten zu Hause liegen gelassen hat. Vom Flughafen aus geht er gleich in südlicher Richtung auf sein fernes Ziel zu, den 5452 Meter hohen Popocatépetl. Am Abend sieht er Lichter am Horizont.

Er kommt in ein Dorf. Auf dem Platz bei der Kirche wird ein Fest gefeiert: Tanz, Musik, Essen und Trinken. Ein Mann in seinem Alter kommt auf ihn zu und lädt ihn ein. Sie sprechen Englisch miteinander. Er isst scharfe Sachen, trinkt Tequila. Sein Freund lädt ihn in sein Haus ein. Er bleibt einige Tage, arbeitet mit im Garten und auf den Feldern. Dann zieht er weiter durch wildes Land. Man warnt ihn, nicht im Freien zu schlafen, wegen der Berglöwen und Klapperschlangen. Er lacht: Mir kann der Tod nichts anhaben, ich sterbe sowieso bald.

Auf einem Pfad liegt in der Morgensonne eine wunderschöne Klapperschlange. Er sagt: „Du schöne Schlange, du kannst mich beissen. Ich fürchte mich nicht vor deinem Biss. Hier ist ein schöner Platz zum Leben und zum Sterben." Er geht auf die Schlange zu; sie gleitet rasselnd in die Büsche am Weg. Er kommt in ein anderes Dorf, bleibt einige Tage bei einer gastfreundlichen Frau, hilft ihr bei der Arbeit, spielt mit ihren Kindern. Schliesslich besteigt er die hohen Berge und schaut lange von den beschneiten Gipfeln auf das weite Land.

„Ich lebe, ich lebe!" jubelt er lachend und weinend zugleich.

Nach drei Monaten kommt er zurück nach Frankfurt. Seine Frau holt ihn ab, reicht ihm einen Spazierstock als Stütze. Er lacht, zerbricht den Stock und wirft die Stücke in einen Abfallbehälter: „So gesund war ich noch nie, ich bin kerngesund."

Auf Bitten seiner Frau lässt er sich in der Klinik, in der er vor drei Monaten war, nachuntersuchen. Bei der Röntgenuntersuchung vermutet der Arzt einen Defekt am Gerät. Ein Techniker wird gerufen: „Es ist völlig in Ordnung."

Der Arzt will es nicht glauben: „Das kann nicht sein, gucken sie sich die Aufnahmen an, hier die Metastasen in Lunge und Leber und auf den Aufnahmen von heute nichts mehr."

Der Techniker zuckt die Achseln und geht.

An der Stelle der Tumore war nur noch zartes Bindegewebe zu sehen. Der Krebs war verschwunden, der Mann gesund. [30]

Was macht ein Therapeut, wenn er mit einem kranken Klienten zu tun hat? Gemäss dem systemischen Verständnis ist für einen Menschen jede Krankheit zugleich eine Lösung für ein Problem. In der Therapie geht es darum, dies zu sehen, um im Anschluss eine andere, lebensbejahendere Lösung zu finden. So erforschen Therapeut und Klient gemeinsam dessen innere Dynamiken und Konflikte und arbeiten auf eine integrierende und befriedende Haltung des Klienten hin. Dies geht nur, wenn der Therapeut bescheiden bleibt, und dem Schicksal und auch der Krankheit seines Klienten so zustimmt, wie sie ist. Er weiss um die Wichtigkeit des Arztes und der Medizin, gerade auch der allopatischen, in der medizinisch notwendigen Betreuung des Kranken, und gibt ihnen den gebührenden Platz, ohne sich an deren Stelle setzen zu wollen. Der Arzt heilt den Körper, der Therapeut die Seele. Beide stehen im Dienst der Heilung.

Krankheiten helfen uns auch zu sterben. Das Leben ist endlich und geht vorbei. Dies ist die einzige Gewissheit, die wir haben, wenn wir auf die Welt kommen. Hat sich die Lebenserwartung in vielen wohlhabenden Ländern auch im vergangenen Jahrhundert drastisch erhöht, so um den Preis, das wir öfters krank werden. Dank der modernen Medizin überleben wir heutzutage Krankheiten, an denen wir vor nicht allzulanger Zeit

---

30 Aus dem Buch von Otto Brink: „Vitamine für die Seele"

schon längst gestorben wären. Und erkranken dann halt irgendwann aufs Neue. Doch für manchen Menschen bedeutet im Einklang mit sich zu sein, zu sterben. Dies muss nicht nur ein Bedürfnis im hohen Alter sein. Ich hatte einmal eine eindrückliche Erfahrung mit einer Frau, Mutter von zwei jugendlichen Kindern, die zum zweiten Mal an Krebs erkrankt war. Es zog sie so unwiderstehlich zu ihrer eigenen toten Mutter hin, die sie mit acht Jahren verloren hatte, dass selbst der Wunsch, für das Wohlergehen ihrer Kinder dazusein, dagegen nicht genügend Kraft hatte. Am Ende einer einmaligen therapeutischen Sitzung im Rahmen eines Hausbesuches strahlte sie einen Frieden und eine Gelassenheit aus, wie ich es ganz selten bei einem Menschen erlebt habe. Völlig überraschend starb sie zehn Tage später.

Um das Kapitel über Krankheit und Heilung abzuschliessen, kommt mir ein schöner Satz von Erich Kästner in den Sinn: *„Seien wir ehrlich. Das Leben ist lebensgefährlich."*

30. HEILUNG ALS DEN INDIVIDUALISMUS TRANSZENDIERENDE ERFAHRUNG

*„Die Liebe versucht zu verstehen, zu überzeugen, zu beleben.
Aus diesem Grund verändert sich ständig der, wer liebt.
Er erfasst mehr, beobachtet mehr, ist produktiver,
ist mehr er selbst.“*

Erich Fromm

Zu Beginn des Buches sprach ich in dem Kapitel „Die Wunden unserer Gesellschaft“ davon, dass die gesellschaftlichen Wunden unserer Zeit grundlegende Gefühle der Sinnlosigkeit und der Einsamkeit sind. Der seit der Mitte des vergangenen Jahrhunderts unaufhaltsam voranschreitende Individualismus, der unsere gegenwärtige Beziehungsfähigkeit prägt, bringt diese Wunden als Folgeerscheinung mit sich. Ein Ausdruck dessen ist sicher auch, das der Selbstmord mittlerweile zur häufigsten Todesursache in den mittleren Altersschichten unserer Bevölkerung geworden ist und die Statistik noch vor Unfällen und Krankheiten anführt.

Stand bis vor kurzem die Zugehörigkeit zu seiner Familie, seiner Dorf- und Glaubensgemeinschaft, seiner Gesellschaftsschicht, etc. an erster Stelle, so ist es heute weitgehend das Bedürfnis nach Autonomie und Selbstständigkeit, das unser Leben prägt. Übernahmen wir früher einfach die Werte und Moral von der Gemeinschaft, die uns zudem einen sinnstiftenden Platz in ihrer Mitte zuwies, so entscheiden wir heutzutage in aller Regel, wie wir unser Leben leben und woran wir glauben und uns orientieren wollen. Dies bringt einerseits mehr Freiheit mit sich, ist zugleich aber auch eine grosse Herausforderung. Denn wo alles möglich ist, gibt es keine vorgegebene Orientierung von aussen mehr. Wer bin ich? Welchen Sinn hat mein Leben? Für mich? Für andere?

Diese Fragen sind wesentlich für einen jeden von uns. Und jeder ist angehalten, darauf seine eigenen Antworten zu finden. Diese werden bei einem jeden verschieden ausfallen, individuell, einzigartig. Zugleich sind sie sinnstiftend für das eigene Leben. Es braucht Zeit, seine Antworten auf diese Fragen zu finden. Und diese Antworten wandeln sich mit der Zeit, sind nicht starr, sondern fliessen mit dem Leben, werden von diesem immer wieder bearbeitet und in eine neue Form gebracht. Ein letztes Mal werde ich Rilke bemühen, der uns in diesem Buch schon mehrmals begleitet hat: *„und ich möchte Sie, so gut ich es kann, bitten Geduld zu haben gegen alles Ungelöste in Ihrem Herzen und zu versuchen, die Fragen selbst liebzuhaben wie verschlossene Stuben und wie Bücher, die in einer fremden Sprache geschrieben sind. Forschen Sie jetzt nicht nach den Antworten, die Ihnen nicht gegeben werden können, weil Sie sie nicht leben könnten. Und es handelt sich darum, alles zu leben. Leben Sie jetzt die Fragen. Vielleicht leben Sie dann allmählich, ohne es zu merken, eines fernen Tages in die Antwort hinein.“*

Ein Therapeut muss sich der Sinnfrage bewusst sein und sich ihr persönlich stellen. Dann wird er andere Menschen in deren Suche begleiten können. Denn regelmässig wird er dieser Frage in verdeckter, manchmal auch in ganz offenkundiger Weise bei seinen Klienten begegnen: was braucht es, damit mein Leben einen Sinn hat? [31] Ähnlich verhält es sich mit der Frage: wer bin ich? Die ganze Therapie zielt darauf hin, dass der Mensch sich annimmt, wie er ist. *Heilung ist ein Vorgang, bei dem etwas Ausgegrenztes, Abgelehntes oder nicht Gesehenes seinen angemessenen Platz in einem selbst findet und dort zur Ruhe kommt.* Dieses innere Bejahen verbindet einen Menschen mit sich selbst, mit seiner Geschichte, mit seiner Herkunft und mit dem Leben an sich.

---

31 Siehe hierzu auch die Logotherapie von Viktor Frankl, oder die Existenzielle Psychotherapie von Irvin Yalom, deren grundlegender Ansatz die Sinnfrage des Lebens ist.

Leben und Liebe haben die gleiche Wortwurzel. Liebe heisst im lateinischen *amor* und kommt von *a-mors*, dem Tod entgegengesetzt. Im Ja zu sich und zum Leben liebt einer mehr. In dem Masse, in dem einem das gelingt, verändert sich seine Beziehung zu seinen Mitmenschen. Das bisher Trennende gibt einem Gefühl der Verbundenheit Raum. Er erfährt sich als einzig, doch versteht in der Tiefe, dass die anderen auch einzig sind, gleich und verschieden zugleich. Es ist mehr als eine blosse intellektuelle Reflektion, es ist eine innere Erfahrung. Dies führt zu einer Verbindung im Herzen mit den anderen, wo das Verschieden-Sein nicht als trennend empfunden wird. Erich Fromm betont in seinen eingangs zitierten Worten, wie die Liebe etwas Expandierendes hat, das sich sowohl nach innen wie nach aussen richtet. Man liebt und drückt dies in den alltäglichen kleinen Handlungen im Kontakt mit seinen Mitmenschen aus. Es entsteht ein freies wir-Gefühl, das den Individualismus transzendiert. Dieses Empfinden unterscheidet sich grundlegend von dem früheren Gefühl der Zugehörigkeit, denn es schliesst nicht aus, sondern ein. Gehörte man früher einer bestimmten Gruppe an, grenzte man sich damit ja zugleich von den andersartigen Gruppen ab. Gab man früher seine Eigenständigkeit weitgehend auf, um dazuzugehören, so beruht das Empfinden der Verbundenheit mit seinen Mitmenschen gerade auf der Erfahrung seiner persönlichen Autonomie. Man erlebt sich als Mensch unter Menschen, verbunden mit sich wie auch mit den anderen. Dieser Weg der Heilung, um die in der individualistischen Gesellschaft verwurzelte Einsamkeit und Isolation zu überwinden, ist kein einfacher. Doch es gibt keinen Weg zurück ins unbewusste symbiotische Paradies, wie schon in der biblischen Parabel deutlich wird. Nachdem wir einmal die Frucht vom Baum der (Selbst-) Erkenntnis gekostet haben, bleibt uns nur der Weg nach vorne ins Bewusstsein hinein. Dieser verlangt einem jeden von uns inneres Wachsen ab; ein anderer Name dafür wäre *ein sich selbst immer näher kommen.*

„Das Einzige, was dich davon abhält, glücklich zu sein, ist, dass du glaubst, allein zu sein." Dieser Satz, den ich zufällig kürzlich hörte, berührte mich unmittelbar als ein wahres Wort. Doch wie so oft, ist auch diese Wahrheit paradoxer Natur: Ich bin allein, und zugleich bin ich mit allen verbunden. Beides ist wahr.

ZUM AUSKLANG

In diesem Buch habe ich versucht, das Phänomen der Wunde im Menschen sowie ihrer Heilung im therapeutischen Kontext zu erfassen. Wesentlich erscheint mir dabei, dass ein Therapeut Heilung nicht macht, sondern dass Heilung geschieht. Sie geschieht in der Heilung suchenden Person, wenn die Rahmenbedingungen gegeben sind und er sich in einem heilenden Raum aufhält. In diesem Sinne ist dieses Buch auch gedacht als eine Anleitung für therapeutisches Arbeiten. Es will eine Antwort darauf geben, wie ein Therapeut dazu beitragen kann, eine heilende Bewegung im Klienten zu ermöglichen.

Ich habe bewusst soweit wie möglich darauf verzichtet, die Fachsprache unserer Profession zu benutzen, um eine Nähe zum Leser herzustellen. Wenn Sie das Gefühl haben, dass der Autor seine Gedanken auf eine klare und einfache Weise ausgedrückt hat, wäre ich zufrieden. Wie mir ein Freund vor Jahren einmal sagte:

Es ist einfach, glücklich zu sein, aber es ist schwierig, einfach zu sein.

ÜBER DEN AUTOR

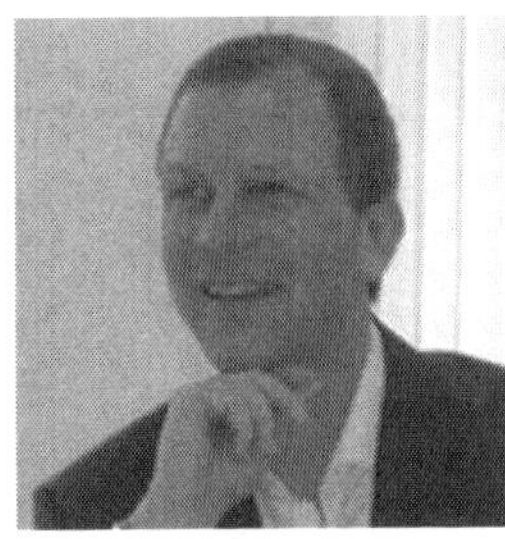

Peter Bourquin (*1965) ist gebürtiger Deutscher und lebt in Spanien, unweit von Barcelona. Gründer und Leiter des psychotherapeutischen Instituts 'ECOS – Escuela de Constelaciones Sistémicas', ist er einer der Pioniere des Familienstellens in Spanien. Ausgebildet unter anderem in Gestalttherapie und *Integrative Psychotherapy* (Modell Richard Erskine), leitet er seit 2001 Ausbildungen und ist Dozent bei Fortbildungen verschiedener therapeutischer Institute in Spanien, Deutschland und Lateinamerika. Sein erstes Buch, Las Constelaciones Familiares' (Editorial Desclée de Brouwer, Bilbao) ist das meistgelesene Buch in Spanien zum Thema Familienstellen.

Abgesehen von seiner Familie und seiner Arbeit hat Peter Bourquin noch andere Vorlieben: das schöne in jeglicher Erscheinung, klassische Autos und Motorräder, die Lust am Reisen, sowie die Neugierde, das Menschliche in all seinen Facetten kennenzulernen.

Kontakt:

www.peterbourquin.net
info@peterbourquin.net